JN209559

片づけられないのは「ためこみ症」のせいだった!?

モノに振り回される自分がラクになるヒント

上越教育大学大学院
心理臨床コース教授
五十嵐透子

青春出版社

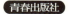

はじめに

この本を手に取ってくださった方のなかには、タイトルにある「ためこみ症」という言葉をはじめて知った方も多いのではないでしょうか。

ためこみ症は、２０１３年にアメリカ精神医学会、２０１９年に世界保健機関（ＷＨＯ）の診断基準に新たに加わった精神疾患です。そのため、日本の医師や医療関係者の間でも、まだそれほど知られていないようです。

私は臨床心理学を専門としており、強迫症の診断を受けられた方の心理療法のなかで、強迫症のためこみ行動とは異なる「ためこみ状態」が疑われる方を担当させていただいたことがきっかけで、この領域の研究に携わってきました。

ためこみ症をひとことで説明すると、「モノや動物などを大量にためこむ精神疾患」です。

片づけが苦手、モノがなかなか捨てられないと悩んでいる方は少なくないと思います。

ではそのような方がすべてためこみ症かというと、そんなことはありません。

また、同様にモノをためこむ精神疾患として、強迫症やうつ病、注意欠如・多動症（ADHD）や自閉スペクトラム症（ASD）などが挙げられますが、これらもためこみ症とは異なります。うつ病や注意欠如・多動症などの主症状に伴う二次的な症状によるものであり、これは「ためこみ行動」といえます。ただ、2つの病気を持っている（これを「併存」といいます）場合があります。

このように、ためこみ症かどうかの判断は容易ではありません。そこでこの本では、ためこみ症について適切に理解していただくために、ためこみ症だけでなく、それ以外のためこみ行動についても詳しく解説しています。


また、ご家族や友人がためこみ症ではないかと気になっている方もいると思います。特に一緒に暮らしている方にとって、ためこみは他人事ではありません。いろいろとお困りのこともあるかと思いますが、ためこんでしまうのはその方の性格ではなく、脳の機能が関係しているかもしれません。

そんなとき、「片づけて」と相手に迫ったり、モノを勝手に捨ててしまうと、かえって逆効果になることがあります。この本には、ためこむ人の周囲の方に向けたアドバイスも紹介していますので、参考にしていただければと思います。

ためこみ症の人は、モノに対して非常に強い感情や思いを持っています。しかしためこみ症でない人も、特定のモノとさまざまな出来事や機会が強く結びつき、なかなか手放せないということがあるのではないでしょうか。

また、今の日本では、安く手軽にモノを手に入れられる半面、ともするとモノが増えすぎてしまうことがあります。モノは私たちの生活にとって不可欠ですが、多すぎてしまうとかえって私たちの生活の邪魔をしてしまいます。

かといって、モノを極限までモノを減らす暮らしが、すべての人にとって最適、あるいは望ましいとは限りません。

モノとのつきあい方がなかなかうまくいかない自分を、責める必要はありません。みなさんにとって、この本がモノに振り回されない生活に変わるヒントとなることを願っています。

第1章
「片づけられない」には理由がある
——モノを手放せない人の心理

第2章

「ためこみ行動」とこころの関係

——うつ病、発達障害などの二次的なためこみ

第3章 「ためこみ症」とは何か
――モノと感情の結びつきが強い人たち

第4章 「ためこまない生活」に変わるヒント
――モノとの向き合い方を見直す

第5章

「ためこむ人」のまわりの人へのアドバイス

――「片づける」「捨てる」よりも大切なこと

カバーイラスト…江口修平　／　本文デザイン…青木佐和子　／　編集協力…樋口由夏

第1章

「片づけられない」には理由がある

――モノを手放せない人の心理

大量のモノをためこむ「ためこみ症」

あなたのまわりに、モノを捨てられない、モノを片づけられない、モノをためこんでしまう人はいないでしょうか。あるいはあなた自身が、「そのような傾向がある」と自覚しているかもしれません。

今のその状態は、単に「片づけが苦手な人」「なんでもとっておく人」というわけではない可能性があります。モノを捨てられなかったり、ためこんでしまう人のなかには、「ためこみ症」という〝こころの病〟が隠れている場合があるのです。

ためこみ症とは、ほとんどの人にとって聞き慣れない言葉でしょう。

ためこみ症は、2013年のアメリカ精神医学会の診断基準「DSM-5」で病気の1つとして、新たに加わりました。ひとことで言えば、その名の通り、大量にモノをためこむ精神疾患です。脳の特定の部位が特有の働き方をする生物学的側面だけでなく、心理面と社会面も影響し合っている複雑な状態です。

以前は強迫症の症状の1つとして考えられていましたが、強迫症の人すべてにみられる症状ではないこと、また強迫症ではない人にもみられることから、単独の精神疾患として位置づけられました。

私自身がためこみ症とかかわるようになったきっかけも、強迫症の患者さんでした。私は強迫症を専門にしていたのですが、ある患者さんに心理療法を行っても効果がみられなかったのです。この患者さんにどう対応すればいいのか、少しでも役に立てる方法はないかと模索していたとき、アメリカで話題になった本を紹介してもらい、ためこみ症について知りました。

ためこみ症は正しく理解し、適切に接しないと、患者さんを誤った方向に導くことになります。そうならないために、私は専門書を翻訳したり、いろいろと調べたりして、勉強するようになったという経緯があります。

診断するのは専門家でも難しい

ためこみ症が精神疾患として確立したのは、前述したように2013年ですから、まだ10年も経っていません。ですから専門家の間でさえ認知度は高くありません。その名称だけ聞くと、大変誤解を受けやすいものです。

単にモノが捨てられないこと＝ためこみ症と思われがちですが、実際にはためこみ症かどうかの判断がつきにくいことは多々あります。

ここは厳密には非常にわかりにくく複雑な話なのですが、例えばうつ病や注意欠如・多動症（ADHD）、自閉スペクトラム症（ASD）などにもためこみ症と重複する症状があります。これらの疾患でみられる「ためこみ状態」は、「ためこみ行動」と呼ばれ、ためこみ症とは区別されています。つまりためこみ行動は、うつ病や注意欠如・多動症など、それぞれの主疾患に伴う状態であり、ためこみ症ではありません。

2つの病気が併存している場合や、主疾患の症状に関連してみられる場合もあり、その

図表1 「ためこみ症」と「ためこみ行動」の違い

主疾患

ためこみ症

一次的なためこみ状態

主疾患がためこみ症の場合でも、他の精神疾患とためこみ症の2つが併存している場合がある。

主疾患

・うつ病、抑うつ状態
・強迫症
・注意欠如・多動症(ADHD)
・自閉スペクトラム症(ASD)
・統合失調症
・認知症など

↓

症状の1つ

ためこみ行動

二次的なためこみ状態

うつ病や他の精神疾患の症状に伴い、ためこみ行動がみられる状態。また、強迫症のなかには、ためこみ症状がある場合とない場合がある。

判断も容易ではありません。ですから専門家でも診断が難しいのです。

モノをためこむ＝ためこみ症とは限らない

ためこみ症という疾患なのか、ためこみ症ではないけれども、モノがたまってしまう状態（ためこみ行動）なのか、その診断は非常に難しいと述べましたが、ここでは、具体的な例を挙げて、ためこみ症とそうでない場合の違いを説明しましょう。

うつ病でモノを片づけられない状態

うつ病と診断されたお姉さんがいる女性から聞いたケースです。

お姉さんはご実家で旦那さんとお子さん、実母であるお母さんと同居していました。妹さんはもう独立しているのですが、実家に帰ると、妹さんの部屋として使っていたところが、物置のようになっていたそうです。妹さんが帰省するときは、旦那さんであるお義兄さんがかなりのモノを移動させて、何とか寝泊まりできるようにしてくれていました。

しかし、それだけではありませんでした。キッチンの食器棚には食器があふれ、お母さんの生活スペースにまでお姉さんの所有しているモノが置かれていました。ダイニングテーブルの上にもモノがたくさんあり、それをよけて食事をするような状態だったのです。

うつ病については第2章でも触れますが、これは、うつ病や抑うつ状態にある方によくみられる状態です。うつ病あるいは抑うつ状態のために、エネルギーが低下し、1つのことに集中しにくく、やる気も出ない、何をするにも億劫《おっくう》になってしまうのです。自分でも望ましい状態ではないとわかっていても、片づけや整理整頓ができないのです。

この例は精神疾患であるためこみ症とは区別され、主疾患（ここではうつ病）に伴う症状です（うつ病の場合は、必ずしも「ためこみ行動」とはいえないこともあります）。

モノがあふれて行政代執行に至る状態

ためこみ症の説明をするとき、多くの人が思い浮かべるのが、いわゆる「ゴミ屋敷」ではないでしょうか。

ゴミ屋敷とはご存じの通り、自宅内に大量のモノが保存されている状態ですが、なかには自宅外にもさまざまなモノがあふれている場合もあります。ためこみ症は一般的に「家のなか」で起きていますが、誰かを招き入れない限り、本人または家族の間でのみ続いている、非常に「閉じた」状態で起こっています。私も以前、テレビ番組で取り上げられた「ゴミ屋敷」について、コメントを求められたことがあります。

行政代執行は、悪臭や火災などの危険性がある状態、あるいは公のスペースにモノが置かれて通行しにくい状態といった生活環境に著しい支障が生じていることを、ご本人ではなく隣近所の方々が自治体に申し出をすることからはじまります。

自治体が調査をして、家主と話し合い、指導や説得を行い、勧告をしても「資産」である主張を続けたり、「一時的に置いているだけ」と処分に応じない場合、条例のある市区町村が代わりに処分を行います。話し合いや指導は100回以上続けられることもあり、関わりがはじまってから複数年を要する経過をたどることもあります。

隣近所の方々や行政職員と敵対関係になりがちですが、行政代執行費用を請求されても、複数回繰り返される場合もあります。こうしたケースでは、大切な家族が亡くなられていたり、離婚を経験されていたりと何らかの喪失体験がモノをためこむきっかけになっている場合も少なくありません。収入獲得の手段であったり、満たされない思いや認められたい気持ちなどを抱いていることもあります。

このような状態は、ためこみ症である可能性が高いように思います。ただ、厳密には「ゴミ屋敷」の住人がすべてためこみ症を患っているわけではありません（精神疾患に伴うためこみ行動の場合もあります）。

ゴミ屋敷は、悪臭や害虫などの衛生面はもちろん、その景観、火災の危険性、外部に不経済をもたらす土地利用など、多様な側面から懸案事項となっています。

日本では2009年4月に国土交通省、土地・水資源局土地利用調整課が市区町村を対象にはじめて調査を行いました。回収率67％中、複数回答ではありますが、21％の市区町村が〝ゴミ屋敷〟の存在を把握しており、全国で250件、なかでも特に対応が急がれる家が72件ありました。

ゴミ屋敷問題については、さまざまな専門家がチームとなって対応することが必要不可欠です。また、〝一掃〟する場合は、専門家以外にも、清掃会社やオーガナイザー、ボランティアや家族、友人など多くの人たちの協力が必要です。

このようにモノをためこんでしまう背景には、生活の困窮《こんきゅう》や孤独感、家族間での葛藤《かっとう》などの心理的側面だけでなく、脳機能の影響も考えられます。また別の精神疾患との併存の可能性も含まれるため、勝手に一掃することは避けるべきであり、本人の同意のもとに行われることが不可欠になります。

モノをためこんでしまう「ためこみ行動」と「ためこみ症」について、詳しくは第2章と第3章で、それぞれ解説していきます。

解決策は「モノを手放すこと」ではない

この本を手に取られた方は、ためこみ症と診断されるほどの状態ではないにしろ、「モノを処分できない」「ついモノをためこんでしまう」と悩んでいるご本人だけでなく、大切なご家族や友人、知人がためこみ状態で苦しんでいる、またためこみ状態を援助する立場の方なども多いかもしれません。

周囲の人たちが今のその状態、状況だけを見ると、「困った状態」「だらしない」「わがままで他の人の言うことに耳を貸さない」「片づける能力がない」などとレッテルを貼ってしまいがちです。

あるいは何とかしてあげたいけれど、何もできないことがつらく、イラ立ちを覚える人もいるかもしれません。今の状態を改善しようと本人に何か指摘すれば、ケンカになったり言い争いになったりすることもあります。

家族や友人など周囲の人たちが何かをしてあげたいと思う気持ちは、その人を大切に思ってのことですし、愛情に基づくかかわりでしょう。

しかし、それだけではためこんでいる人たちを適切に理解していることにはなりません。

ためこみ行動やためこみ症では、「ためこみ」は今あらわれている現象に過ぎません。モノであふれている状態は、「普通の人たち」から見ればなかなかインパクトの強いものです。ですから「それらをなくしてしまえば、（本人が）変わるかもしれない」と期待もしてしまいがちです。

しかし、周囲の人たちが目の前の積み上げられた「モノ」を処分するだけでは、何の解決にもならないどころか、事態を悪化させてしまうだけだということは、強くお伝えしておきたい点です。

何らかの思いやネガティブな感情に対処する方法の1つとして用いているためこみ行動を、別の対処行動に変える、片づけたり処分するなどの新しい行動を学び習慣化する、あるいはためこむ背景にあることを解決していかないと、目の前のモノをなくしても同じことが繰り返されますし、その状態はさらにひどくなるかもしれないのです。

ここまでお話ししてきたように、モノをためこむ背景には、さまざまな要素が絡んでいます。

ためこんでしまう人からすれば、モノをためこむことで不安を紛らわしていたり、自分の記憶をつなぎ止めようとしたりするなど、その方にとっての「正当な」理由があるのです。本人も周囲の人たちも、そうしたところにまで目を向けていくことが大切です。

第2章

「ためこみ行動」とこころの関係

――うつ病、発達障害などの二次的なためこみ

モノを買うことで、こころはどこまで満たされる？

私たちは日常生活を送るなかで、さまざまなストレッサー（ストレスを引き起こす刺激）にさらされています。職場で、家庭で、何らかの人間関係でイライラしたり、落ち込んだりすることもあるでしょう。

そういったストレスを感じたとき、思わず買うつもりのなかったモノを衝動買いしてしまった、買ってみたはいいけれど、実はあまりほしくなかった（必要なモノではなかった）……という経験がある人もいるのではないでしょうか。

それは買い物をすることでストレスを発散するため、あるいは息抜きや気分転換のためであることが少なくありません。また、好きなモノをバーゲンセールで見つけたり、手に入れたりすることは、嬉しいことですしワクワクします。

もちろんこのこと自体は病気ではありませんが、一方でためこみ症の人たちは、頻繁《ひんぱん》にモノを入手することをやめられません。そして、その入手したモノで何かを創り出したり、最適な人にプレゼントしたいと考えたり、活用を計画したりすることに喜びを感じます。

ためこみ症の人にとってモノを集めることは、「買い物セラピー」のような形態をとります。買い物をして品物を入手することは、ネガティブな気分を和らげ、不快な考えや感情から視点をそらす効果をもたらすということなのです。

一般的に、好きな品物や買い得品を見つけて購入することで、喜びや満足感を得ること自体は珍しいことではありません。

しかしためこみ症の人の場合、そのモノを手に入れないと絶好の機会を失ってしまうと思い、購入するお金がないのに買ってしまったり、自宅のなかに品物を置くスペースもないのに入手してしまいます。

モノを入手することを続けても、十分なお金があり、買ったモノを保管するスペースがあるならば、問題にはならないでしょう。しかしそうでないと、困ったことになります。

モノの入手については第3章でもお話ししますが、目の前にあるモノを手に入れたい衝動に抗《あらが》うことができずにモノをためこみ続けていくと、やがてコントロールすることが難しくなってしまいます。

「忙しくて片づける時間がない」という人の心理

家のなかがかなり散らかっている人にその理由を訊《き》くと、「忙しくて片づける時間がない」と言われることがよくあります。実際、仕事や家事に忙しい人の場合、なかなか片づける時間がなく、モノをためこんでしまうことはあるでしょう。

ただその原因は、「ためこみ」というよりは、「片づける」という行為の優先順位が高くないことが第一に挙げられます。

どれだけ忙しくても、時間がなくても、片づける優先順位が高ければ、モノをためこむことにはなりません。周囲を見渡してみても、必ずしも多忙な人がモノをためこんでいたり、片づいていない状態であったりするわけではないことからもわかります。

先日、ネット通販でモノを頻繁に購入する女性の話を聞きました。彼女は荷物が届くと、ネット通販の段ボールをすぐ開いて商品を取り出すまではいいのですが、段ボールをそのままリビングの床や、テーブルの上に置きっぱなしにしているというのです。

確かに彼女は多忙ですが、段ボールを片づけることは、ものの1分でできるはずです。段ボールを開ける時間はあるのに、段ボールを片づける時間がないというのはおかしな話です。

彼女のような場合も、「多忙で片づける時間がない」というよりは、「片づける」行為の優先順位が低いのでしょう。同時に、段ボールが周辺に置いてある状態を、不快には感じないのかもしれません。散らかった状況でもあまり気にしないタイプだといえます。

よく混同されがちなのですが、「片づけをしない状態」と「ためこんでいる状態」は異なります。

その区別は一般にはなかなか難しいのですが、例えば非常に多忙で、使った食器を洗う暇もなく、食器がシンクに積み上がっていたり、何週間もゴミを捨てていない状態は、「ためこんでいる状態」とはいえません。ですから、別にその人が不快でなければ片づけないこともあるでしょうし、日常生活に支障もないように思います。

また多忙とは違いますが、前にも述べたように、抑うつ的な状態である場合も、片づけることにエネルギーややる気が出ない、集中力が持続しないといったことにつながりやすいため、片づけにくくなるでしょう。

例えば疲れきって料理する気力もないとき、コンビニエンスストアでお弁当を買ってきたとします。疲れているため、その容器は片づけられることなく、テーブルの上に積まれていきます。ささっと洗ってゴミ袋に入れればいいのでしょうが、そのわずか1分でできることが、疲れていると至難のわざになるのです。

ためこみ症の人にとっての「忙しさ」とは

ためこみ症でない人の「多忙さ」と、ためこみ症の人にとっての「多忙さ」は違います。

例えば、ためこみ症の人にとって「時間」は、どんなモノを入手しようか考えたり、入手したモノについて「こんなふうに使えるかもしれない」と再利用の方法を考えたりすることに費やされます。あるいは、「これが見つからなかったらどうしよう」と考えたりすることもあります。

その様子を周囲から見たら、ちっとも忙しそうに見えないことでしょう。「たいしたことをしていない」「暇そうじゃないか」「何を忙しがっているんだ」と思われるかもしれません。

しかし、ためこみ症の人にとっては、あれこれ考えることで頭のなかは非常に忙しいのです。

ただ、頭のなかで考えていることを実際やるかというと、なかなか達成するための行動に至らないことが多いのです。

また、ためこみ症の場合、処分を回避するために、物事を先のばしにすることがあります。

ためこみ症のある女性は、いよいよ自宅内のモノを処分しようと考えはじめていました。ただ、彼女は自宅内にモノがためこまれた状態を見るたびに、強い疲労感を覚えはじめていました。彼女は「私は今、とても疲れてストレスがたまっているし、この大量のモノを処分する時間がない。もう少し早く帰ってきた他の日にしよう。今やらないだけだから大丈夫」などと考え、疲労感や忙しいことを先のばしの言い訳にしていました。

こうなると、時間だけが過ぎていき、モノはたまり続けることになります。

「ためこみ」と「片づけない」の分かれ目

モノを処分しないからためこまれてしまうのか、それとも忙しい、あるいはなかなか時間がとれず片づけないのでモノがたまるのか――その違いを理解することは容易ではありません。

ご自身や周囲のご家族が、単に「片づけない」だけなのか、「ためこむ」という病気が関連した状態なのかを知るためにも、ここで「ためこむ」ということと「片づけない」ということがどう違うのか、説明しましょう。

モノを手に入れることはすなわち、自宅にモノが入り込むということです（なおモノの入手には、ゴミ集積所に出されているゴミを持ち帰ることもありますが、本書ではこのような入手については触れていません)。

通常は、手に入れたモノを使ったり、食べたりして消費します。そしてそれはやがてゴミになります。

そのゴミを「ゴミ箱に入れる」ことができれば、そのモノはひとまず目の前から消えます。しかし、ゴミ箱に入れなければ、モノはそこに留まり続けます。

「ためこむ」人と「片づけない」人の第1の分かれ目は、ここにあります。

もちろんゴミ箱に入れただけでは、処分にはなりません。次に、ゴミ箱に入れたゴミがある程度たまったら、「まとめる」という行為があります。つまり、ゴミ袋に入れるということです。ゴミを1つにまとめるというのも、人によってはハードルが高い行為かもしれません。

そのまとめたゴミ袋をいくつもいくつも、そのままにしておくと、部屋にどんどんゴミがたまり、やがてあふれていきます。しかし、まとめたゴミ袋を定期的に処分すれば、ゴミはその部屋からなくなります。

ここが第2の分かれ目です。単に「ゴミをまとめた」だけではダメなのです。「片づけない」人も、忙しさや面倒くさいことなどを理由に、ゴミをゴミ箱に入れなかったり、ゴミ袋にまとめなかったりすることがあるでしょう。ですが、「ためこむ」人との決定的な違いは、「どこかの時点で必ず処分する」ということです。

ゴミがたまり、不快になれば捨てる人、休みの日など時間ができたときに捨てる人などそれぞれかもしれませんが、必ず処分するのです。ですから最終的には「ためこむ」ことにはなりません。

もう1つ、モノがたまっていくルートとしては、モノを入手しても「使わない」という場合があります。

モノを入手し、自宅に持ち込まれたあと、使用したり食べたりせずに、ただ保管・保存し続けるのです。そうなると、モノを入手し続ける限り、際限なくモノは増え、あふれていきます。

これが「ためこみ」状態のルートです。これは、そもそも「モノを入手」するところに

図表2 モノはこうしてたまっていく

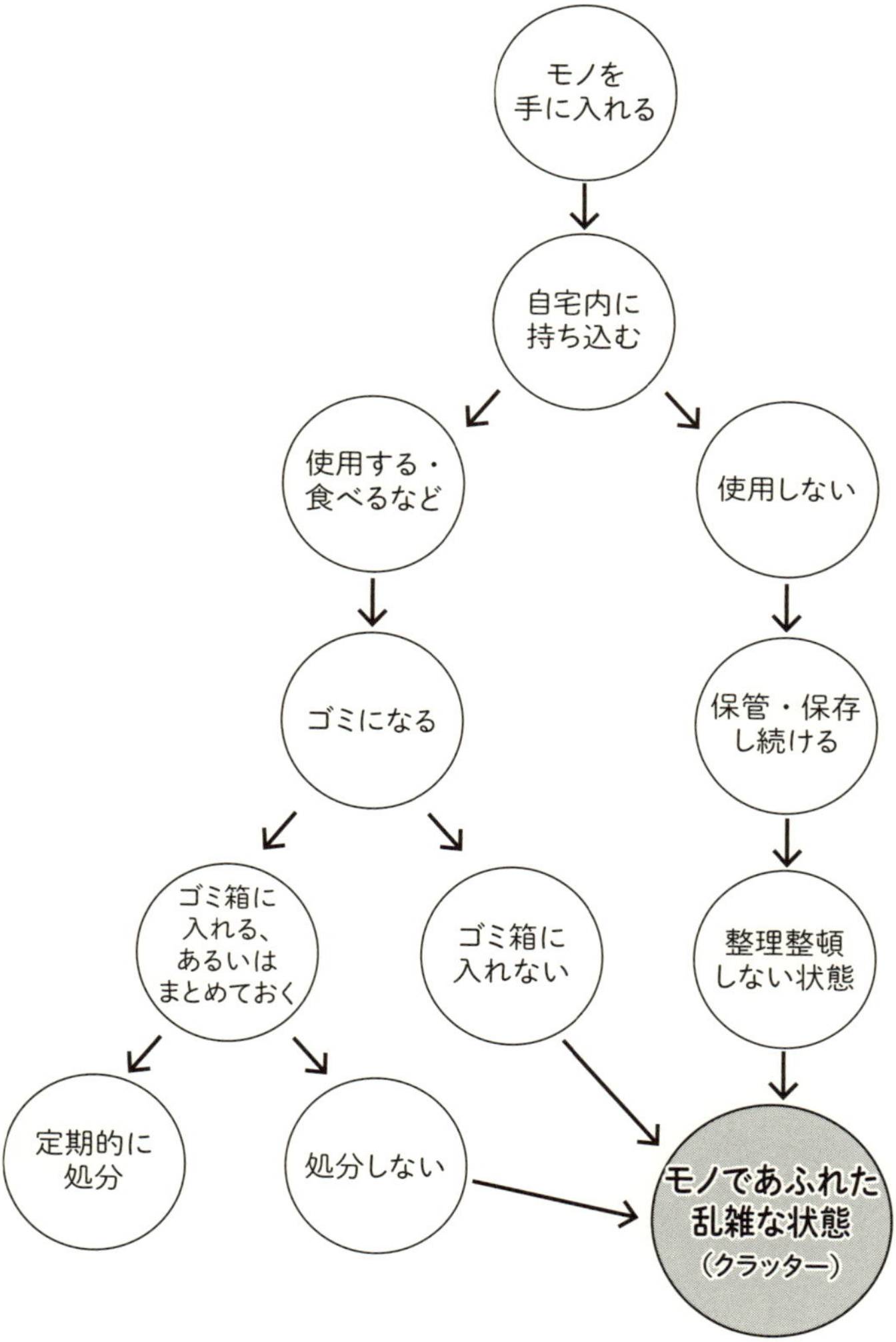

原因があります。つまり必要なモノでなくても、どんどんモノを入手してしまうのです。
そして次のポイントは、整理されることなく置かれ続けることです。これらのためこみ症の特徴については、第3章で説明します。

精神疾患のなかにある「ためこみ行動」

ためこみ症はそれ自体で精神疾患の1つとして考えられていますが、他の精神疾患とも関連しています。

第1章でも触れましたが、うつ病、注意欠如・多動症（ADHD）や自閉スペクトラム症（ASD）などの発達障害にもためこみ症と重複する症状があり、これらの疾患でみられるのは、「ためこみ行動」と呼ばれ、二次性のためこみ状態として、ためこみ症とは区別されています。

ためこみ行動は、うつ病や統合失調症、発達障害、認知症などの症状の1つであり、そのもとになっている精神疾患によってそれぞれ特徴があります。

ここからは、それぞれの精神疾患におけるためこみ行動の特徴や、ためこみ症との関係を解説していきましょう。

結果的にためこみ状態になっている「うつ病」

うつ病とためこみの関連性については、これまでもお話ししてきましたが、うつ病または抑うつ状態にあると、エネルギーや気力が低下します。やる気も出ず、集中力も持続しません。ためこみ行動をしているというよりは、結果的にためこんでしまっている状態にあるといえます。

エネルギーが低下することによって、重症の場合はシャワーや入浴をしない、歯磨きや着替えもしないなど、身のまわりのことすらできなくなることがあります。本を1ページ読むことさえできません。まして、身のまわりのモノを片づけようなどというエネルギーが湧くはずもありません。このような状態が長く続けば、当然ためこんでいる状態になります。

このとき、ためこみ症と違うのは、モノに対する執着がないことです。ですから、このような場合では、ためこみ症と診断されることはないですし、ためこみ行動をしているわけでもないでしょう。

一方、ためこみ症でうつ病あるいは抑うつ状態を併存していることは最も多く、50〜75%にみられると報告されています。その場合は、ためこみ症とは別にうつ病の治療が必要になってきます。

「強迫症」とためこみ症の違い

ためこみ症はかつて、強迫症の症状の1つに位置づけられていたと述べました。しかし、アメリカ精神医学会の診断基準の最新版であるDSM-5では、ためこみ症は強迫症とは別の新しい精神疾患の1つとなりました。

また、世界保健機関（WHO）の疾病及び関連保健問題の国際統計分類が約30年ぶりに改訂され、ICD-11として2019年5月の総会で承認され、2022年1月から使用されることになっています。ICD－11でもためこみ症が強迫症または関連症群の1つとして位置づけられています。

強迫症は強い不安やこだわりにとらわれ、日常生活のさまざまなことに支障が生じる病気です。自分の意思に反して、不合理なことだとわかっていても、そのことが頭から離れない、わかっていながらも同じ行為を何度も繰り返してしまう、などの症状があります。

例えば不潔に思えて自分の手を何度も洗ってしまったり、家の戸締まりやガスの元栓などを何度も確認せずにはいられなくなったりすることがあります。

症状には「強迫観念」と「強迫行為」の2種類があります。強迫観念とは、先述した通り、不合理とわかっていてもその考えが頭から離れないことです。強迫行為とは、何度も手を洗ってしまうという例の通り、強迫観念に伴う不安を一時的でも感じないようにするために行う行為で、不安のためにやめることができません。

強迫症の症状の1つに「モノを集めたりためこむ強迫行為」があります。「邪魔になるほど非常に多くのモノを保存している」「必要のないモノを収集する」「あとで必要になるかもしれないことが怖いので、モノを捨てるのを避ける」という状態で、ためこみ症にも共通している状態です。

一方、ためこみ症と強迫症の決定的な違いもあります。強迫症の人の場合、不安のためにためこみ行動を行っていますが、ためこみ症の人の場合は、モノを入手したときや、ためこんだモノのなかに特別なものを見つけた場合、喜びやウキウキ感などと結びついていることがあります。

ためこみ症と強迫症が併存している確率は20%以下ですが、抑うつ状態やさまざまなモノを入手してしまう衝動性の困難さがみられることがあります。

また男女比では、小児期には2対1〜10対1と男子のほうに多くみられ、おおよそ60%が成人期まで症状が続き、慢性的経過を持つことが指摘されています。しかし成人期の男女差は、1対1〜2対1と年齢により異なる状態が報告されています。

さらに50歳以上では、関節炎や糖尿病、肥満、脳梗塞などの発症リスクが高まりやすいことも指摘されています。

ただ、これらはためこみ症の診断基準や、併存する精神疾患の状態が統一されていないことの影響も考えられ、今後の研究結果を待つ必要があります。

「統合失調症」の症状にもためこみ行動がある

統合失調症は、脳のさまざまな部位のネットワークがうまく働かなくなる状態です。不調な状態になる部分によって、幻覚や妄想、意欲の低下などの症状が起こります。これらの症状には、脳内のネットワークの働きに深くかかわっている神経伝達物質の影響が考えられています。

幻覚は、実際にないものをあるように感じる状態で、いないにもかかわらず人の声が聞こえたり、見えたり、感じたり、あるいは自分の悪口や噂話などが聞こえてきたりと複数の種類があります。

妄想には、例えば嫌がらせをされている、インターネットに自分に関する情報が流れているといった被害妄想や、他の人が自分に好意を持っている、嫌っているなど直接コンタクトのない他の人と自分を関連づけてしまう関係妄想などがあります。

統合失調症にも、ためこみ行動がみられることがあります。

例えば、妄想や幻覚によって、「自分の排泄《はいせつ》物を流すと、汚染を拡大することにつながる」「処分すると大変なことになる」などと考え、排泄後に流さないといった状態がみられることがあります。清潔の必要性の認識が欠如した状態といえます。

また、統合失調症の症状には、喜怒哀楽などのさまざまな感情の動きが少なくなったり、自分だけでなく他の人の感情や表情などの理解が難しくなったり、意欲や気力の低下がみられます。それによって何もする気が起こらず、結果的にモノのためこみ状態につながることもあります。

「発達障害」のためこみ行動の特徴

発達障害は今や多くの人に知られるようになりました。そのなかには、自閉スペクトラム症（ＡＳＤ）や注意欠如・多動症（ＡＤＨＤ）などがあります。これらの発達障害の人たちに、ためこみ行動がみられることがあります。

それぞれの障害によって「ためこみ」の形が異なるため、以下、説明しましょう。

自閉スペクトラム症（ＡＳＤ）のためこみ

自閉スペクトラム症（ＡＳＤ：Autism Spectrum Disorder）では、主に対人関係やコミュニケーションなどで、暗黙の社会的ルールを理解するのが苦手であったり、特有の表現を用いたりするため、意思疎通がスムーズに営みにくく、臨機応変に対応していくことに困難さがみられます。また、興味や行動にこだわりがみられることも特徴的です。

かつては自閉症、高機能自閉症、アスペルガー症候群などと分けて診断されていましたが、ひとつながりの連続体としてみるべきだとされ、「自閉スペクトラム症」とされました。最新のＤＳＭ-5ではそれまで使われていた「広汎性発達障害」という診断名はなくなり、自閉スペクトラム症が診断名となっています。

また、情報処理に関する注意の向け方やモノの分類、記憶、意思決定などに特徴があります。

通常、モノをためこんでいくと、どこに何があるのかわからないくらいグチャグチャに乱れて置かれることが多いでしょう。しかし自閉スペクトラム症の人はモノを積み重ねてためこみやすい傾向が観察されます。ファイルにまとめたり、引き出しに片づけると、視野の外に置かれ、見えない状態になり、どこに何があるのかわからなくなることが影響しているようです。

例えば、通常は書類が乱雑になっている状態で「あの書類はどこ？」と訊いても、時間がかかりなかなか見つけられませんが、自閉スペクトラム症の人はその人なりに積み重ねていますから、すぐに探し物が出てきます。周囲から見ると乱雑なようですが、その人にとっては自分に合った対処法といえます。

注意欠如・多動症（ADHD）のためこみ

注意欠如・多動症（ADHD：Attention-Deficit Hyperactivity Disorder）は、不注意、多動性および衝動性の症状が年齢不相応に目立つ障害です。

ためこみ症の約28％に注意欠如・多動症が併存しており、そのなかでも「多動性および衝動性」よりも「不注意」の症状が優位な状態が多いことが報告されています。課題に集中することが難しいため、注意がすぐそれてしまいます。ですから長時間に及ぶ片づけなどは、とても取り組みにくくなるのです。

集中力が続きにくいということは、たとえ片づけをしていても、途中で他のことが気になり出すと別のことをはじめてしまい、整理整頓された生活が送りにくいということにつながります。

また、1つひとつのことに視点が向きやすいので、「全体をつかむ」ことが困難になりがちです。1枚の衣類や書類、写真などに焦点が向けられやすく、目の前のことに焦点が当たりやすいため、部屋全体を見通しての片づけなどは非常に不得手でしょう。

注意欠如・多動症の人がためこみがちになるのは、その特性を考えれば、当然のことかもしれません。

自閉スペクトラム症や注意欠如・多動症の人たちには、次のような傾向が指摘されています。

・優先順位がなかなかつけられない

興味や関心の対象が多く、優先順位をつけたり、決断したりするのが難しいので、そのことを考えないようにしたり、避けたり、そのままにしてしまいがちです。手をつけないでそのまま置いておくため、結果的に大量にモノを保存してしまうことになります。

・常に可能性を考えがち

「そのときがきたら」という可能性が頭をかすめ、モノを保管し続けるため、ためこみ状態につながりやすくなります。

・規則や特定の方法に従って物事を進めるのが苦手

一般的に（当たり前のこととして）用いられている手順や方法が、なぜそのように行われるかを理解しないと、家族や周囲の人たちから求められているようには行動しにくい場合があります。そのため、郵便物や洗濯物などを処理して毎日の生活をスムーズに送ることが難しくなります。

・見えないモノを忘れてしまうのでは、という不安がある

目の前に見えなくなると忘れてしまうかもしれない、と不安になり、見える場所に置いておく傾向があります。

自閉スペクトラム症の人がモノを積み重ねて置いていくのに対し、注意欠如・多動症では、モノを平らに広げて置いていく傾向が観察されます。大量になると、ともに床や部屋がいっぱいになります。

・経験を思い出させてくれるモノをとっておく

どこかに出かけた際の入場券や、冊子、お土産など、経験したことを思い出させてくれるアイテムをいつまでも保管し続ける傾向があります。

・モノに対して感情的な愛着を抱きやすい

所有しているモノのなかには、その人にとって特別な思い出や愛着を抱いているモノが

あります。1つひとつのモノに対する鮮明な記憶もあり、それらを象徴するモノを処分することは、自分の一部を捨ててしまうように感じ、手放すことがとても難しいことがあります。

・注意がそれやすいため、モノを置いたままにする

片づけようと思っても他のことに注意がそれてしまうと、昨日の夕食で使った食器がシンクにそのままになっている、ソファの上に読みかけの雑誌が何冊も置かれたままになっている、などといったことが起こります。

・毎日行う家事などをためやすい

時間管理が苦手で、関心のないことは目的が明確でないと行わない傾向があります。例えば毎晩、夕食後に食器を洗ってシンクをきれいにしておく、といったことが習慣化できていないと、モノが散らかり、たまっていきます。

不注意優位型（ＡＤＤ）の成人女性で、このようなケースがありました。

幼い頃、祖父母宅に行ったときにおやつでもらったお菓子の箱、家族で何年も前に出かけた旅先でのチケットなどは、楽しい思い出を想起させるので、処分しないで保管しています。それも１つや２つではありません。このようなモノが多くたまりすぎて恥ずかしく、今までは友人が自宅に来るときにはタンスや机の引き出しに隠して何とかやってきました。

しかし、もう「隠せるスペース」さえなく、友人に遊びに行きたいと言われても断っているそうです。

「認知症」とためこみ行動

高齢者の人口が増えるにつれて認知症も増え続け、２０２５年には７００万人まで増加するといわれています。

認知症にはいくつか種類がありますが、そのなかでもアルツハイマー型認知症や、前頭側頭型認知症などにためこみ行動がみられます。

「買った（モノを入手した）ことを忘れる」からだと思われるかもしれませんが、認知症の人の場合は、物忘れとは区別されるため、入手したことを忘れるというよりは、所有しているものが頭に入力されていないという表現のほうが的確かもしれません。

特徴としては、「足りなくなるのではないか」「何かあったときのために」など、モノが手元にない状態や不足する状態を考えて、余分にモノを購入するので、結果的にためこんだ状態になりがちです。

また、食料品を購入しても、腐ってしまうまで保存し続け、処分しません。

認知機能が低下すれば、分類することも困難になります。それに加えて、高齢になればなるほど、人生において多くの喪失体験をしています。そのため、モノを手放すことに対して過敏になっていることが影響しているのかもしれません。

第3章

「ためこみ症」とは何か

——モノと感情の結びつきが強い人たち

「片づけられない」のではなく「片づけない」!?

「片づけ」や「収納」「整理整頓」に関する情報が、メディアなどにあふれています。それだけ関心が高く、困っている人や何とかしたい人が多いということなのでしょう。

この本も広い意味では「モノとの向き合い方」に関する本であり、モノであふれた自宅や生活スペースを少しでも快適にするための参考書のようなものです。

この章では、大量のモノをためこんでいる状態に関連する1つの要素である「ためこみ症」がどのようなものなのか、できるだけわかりやすくお伝えします。


私たちは簡単に「片づける」という言葉を使いますが、ためこみ症の人にとっては、「片づける」という行為自体が、ネガティブ感情を伴います。

片づけはもとより、片づけることを考えるだけでも、不快になったり、不安や心配になったりするのです。そのため「片づけられない」というよりは、「片づけない」、片づけないことでネガティブな感情に触れない対処をしている状態といえます。

例えば世の中の「片づけ本」を購入する人たち＝「自分は片づけられない」と思っている人たちは、すでに片づけられない状態を自分で意識している人だといえます。だからそのような本を購入したり情報を得たりして、何とかしようとしているのです。

一方、ためこみ症の人たちは、周囲が思うほどその状態を意識していません。もちろん、自分の所有物や保管の状態が過剰だということをわかっている人たちもいます。そのことを恥ずかしいと思っている人もいます。

しかし、繰り返しになりますが、その状態がどれほど深刻かということについては、驚くほど認識が欠如している人もいます。

例えば、モノが過剰にためこまれ、あふれている状態を指摘しても、「何がそんなに大変なことなのでしょうか？」「何も散らかっていません」「必要のないモノは、わが家には1つもありません」という人さえいます。

あるいはその日、そのときによって、ためこんでいる状況を認めるときもあれば、そうでないということもあります。

そのため、家族や友人は途方に暮れてしまいます。

もちろん、片づけようという意思があってもできない、「片づけられない」状態の人もいます。

いずれにしても、ためこみの舞台は主に自宅内です。つまり、ひとり暮らしであっても、同居者がいても、外部からはなかなか見えないということです。

そして家族内でも、秘密やタブーとして対応されやすく、意識する程度も家族内で統一しておらず、明らかになりにくいという特徴があります。つまり、早期発見・早期対応が難しい状態なのです。

しかし、自宅内にためこめないほどモノがあふれ、自宅外にモノが置かれはじめると、量が増えていくにつれて、隣近所や地域の人たちに知られるところとなります。この段階になると、周囲も何らかの対応を検討せざるを得なくなってくるのです。

ためこみ状態をチェックしてみよう

片づけが苦手でいつも部屋が散らかっているからといって、それがイコールためこみ症であるとはいえません。

判断基準の1つとして最もわかりやすいのは、家のなかの生活空間が、本来目的としたように使えないこと。そこで暮らしている人たちが生活しにくくなっているかどうかです。

詳しくは後述しますが、例えばモノがあふれていることによって、浴室が体や髪を洗う場所として使えない、ダイニングテーブルでご飯が食べられない、キッチンで調理ができない、寝室で眠れない、などといったことが挙げられます。

具体的に次ページのチェックリストで、ためこみ状態をチェックをしてみましょう。

そのうえで、ためこみ症の特徴を5つに分けて解説していきます。

図表3 ためこみ状態チェックリスト

それぞれの質問について、先週1週間のあなたの状態に最も近い数字を1つ選んで、数字を○で囲んでください。

どの質問でも、4以上に当てはまれば、ためこみ症の可能性があります。

問1

部屋がモノであふれて乱雑に散らかっていることやモノが多いことが原因で、自宅の部屋を使うことがどの程度困難になっていますか？

0　1　2　3　4　5　6　7　8

0：まったく困難でない
2：少し困難
4：中程度困難
6：かなり困難
8：極度に困難

問2

他の人であれば処分するようなモノを、手放す（リサイクルに出す、売る、人に譲る、寄付する）ことが、どの程度困難になっていますか？

0　1　2　3　4　5　6　7　8

0：まったく困難でない
2：少し困難
4：中程度困難
6：かなり困難
8：極度に困難

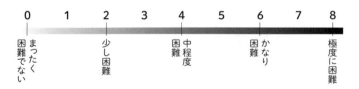

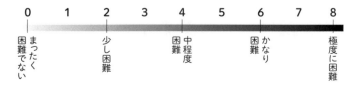

問3

無料のモノを必要以上に集めてしまう、あるいは必要以上のモノ、また使用できる以上の量や買う余裕のないモノを買ってしまうという問題が現在どの程度ありますか？

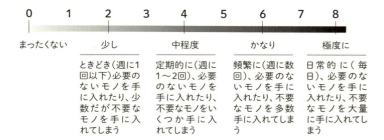

0　1　2　3　4　5　6　7　8

0	2	4	6	8
まったくない	少し	中程度	かなり	極度に
	ときどき（週に1回以下）必要のないモノを手に入れたり、少数だが不要なモノを手に入れてしまう	定期的に（週に1〜2回）、必要のないモノを手に入れたり、不要なモノをいくつか手に入れてしまう	頻繁に（週に数回）、必要のないモノを手に入れたり、不要なモノを多数手に入れてしまう	日常的に（毎日）、必要のないモノを手に入れたり、不要なモノを大量に手に入れてしまう

問4

部屋がモノであふれて乱雑に散らかっていることや、モノを手放すことができないこと、あるいはモノを買ったり手に入れてしまったりするために、どの程度の精神的苦痛を感じていますか？

0　1　2　3　4　5　6　7　8

まったくない（0）　少し（2）　中程度（4）　かなり（6）　極度に（8）

問5

部屋がモノであふれて乱雑に散らかっていることや、モノを手放すことができないこと、あるいはモノを買ったり手に入れてしまったりするために、自分の生活（日課、仕事や学校、社会活動、家庭生活、経済面での困難）にどの程度支障がありますか？

0　1　2　3　4　5　6　7　8

まったくない（0）　少し（2）　中程度（4）　かなり（6）　極度に（8）

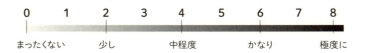

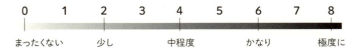

ためこみ症の特徴①…モノを「自分の一部」と思っている

ためこみ症の人のなかには、モノを処分したりモノを手放したりすることに、普通では考えられないような苦痛を感じる人もいます。それはまるで、モノが自分の一部であり、それを処分すると自分の一部がもぎ取られるような感覚でもあるのです。

まわりの人から見れば、何に使うかわからないようなモノや、もう使われることはないのではないかと思われるモノであっても、その苦痛は同じです。食べ終えたあとのガムやチョコレートの包み紙や空き箱さえ、処分しないこともあります。クローゼットや押入れが、値札がついたままの衣類や、購入時に包装されたままの未使用の家電製品でいっぱいになっていることもあります。

ためこみ症の人の場合、捨てるのではなく、寄贈したり、リサイクルに回したり、他の人にあげたりすることも、「完璧に」や「確実に」と考えやすく、容易ではありません。

それだけモノは「特別な意味」を持っているからです。

ある人にとっては、そのモノが無数の可能性を持っているように思えます。例えば、「こんなふうに使えるのではないか」「このように再利用したらいいのではないか」といった可能性です。使い古したモノであっても、そこに潜んでいる可能性をあれこれと思い巡らすことに時間を費やします。

また別の人にとっては、モノはまるで離れがたい旧友のような存在になります。情緒的に愛着を抱いているからこそ、手放すのが難しくなります。

さらに別の人は、モノを処分することが、モノをムダにすることにつながるのではないかと心配します。確かに「もったいない」と思うのは大切なことかもしれませんが、すべてのモノに対してこのように考えると、モノはたまる一方です。

モノを手放すことは、まるで何かと「別れる」ときのような悲しさを伴うこともあります。もちろん、何らかの形で手放すことができる場合もありますが、その場合も「別れる手続き」には時間もかかり、不快感を抱きながらの作業になります。その不快感を伴うために、結局手放さないことも少なくありません。そして自宅がモノであふれている状態は変わらないのです。

またモノが家に長く置いてある状態が続くと、いざそれを手放すと決断しても、とっておきたい衝動にかられ、保存し続けます。そしてそのまま保存し続けるといった状態に陥ることもあります。

ためこみ症の特徴②…「高価なモノ＝価値のあるモノ」とは限らない

ためこみ症の人が手放さずためこんでいるモノは、〝ほとんどすべての所有物〟といっても過言ではありません。

ためこみ症の人は、「実際に価値があるモノかどうか」には関係なく、ほとんどの所有物を手放すことが困難です。例えばよくためこまれているモノには、新聞や雑誌、衣類、バッグ、本、郵便物、書類などがあります。前にも述べたように、チョコレートの空き箱や納豆の容器、ラーメンの袋などをためこんでいることも珍しくありません。このような高価でないモノでも、その人にはそれぞれ意味があって保管・保存しているのです。

もちろん、価値があると思われるモノも同様にためこみます。高価なモノも、使い古したり着古したモノも混在している状態です。

ここで誤解のないようにお伝えしますが、「ためこみ症」の人たちは、モノを手放さない欲深い人やケチな人ではありません。むしろモノの使い道をあれこれ考え、新しい何かを創り出そうとするなど創造性が豊かで、知的な人も多いのです。

ためこみ症の特徴③…モノが多くて部屋を本来の目的で使用できない

前にお話ししたように、ためこみ症か否かを判断する最もわかりやすい特徴は、「モノが多すぎて、部屋を本来の目的で使用できないこと」です。

キッチンに食器や調理器具だけでなく、ダイレクトメールや空き袋などさまざまなモノが山積みされ調理ができない、寝室（ベッド）に衣類や清掃用具、雑誌などがあふれていてかろうじて眠るスペースだけ確保されている、ダイニングテーブルに郵便物や本、書類や衣類などが積み重なっていて食事ができない、リビングの椅子に座れない……といったように、「日常生活に支障をきたすレベル」であることです。

まったく乱雑さのない、ムダなモノが1つもない、すっきりと片づいた自宅があるとしたら、常に整理整頓をこころがけている人か、潔癖性の人かもしれません。

多くの人の自宅は、多少散らかっている部分があるのが普通です。特にほしいモノでもなく、必要のないモノであっても、すぐに処分したり片づけたりしないこともあります。とはいえ、いくら散らかっているとしても、本来の目的通りに部屋や空間、自宅を使える状態です。万が一、使いづらい状態になったら、処分したり片づけたりもします。

それに対して、ためこみ症の人の自宅は目的通りには使えない状態なのです。家中にモノがあふれており、キッチンに衣類があるなど、本来その場所とは関係のないモノもためこまれていることがあります。当然のことながらそんな状態では、リビングでくつろいだり、お客さんを招いたりすることは難しいでしょう。

DSM-5のためこみ症の診断基準では、車庫や作業スペースなどではなく、「〝活動できる〟生活空間」がモノでいっぱいになることが挙げられています。

ためこみ症でない人でも、毎日の生活に不可欠なスペース以外の車庫や作業スペースなどが時として散らかることはあります。しかしそれも「普段使わない場所」だからであり、日々の生活スペースまでには及びません。

一方、ためこみ症の人は、活動できる生活空間にモノがためこまれています。また、車のなかや自宅の外の空間もモノで占領され、支障をきたすこともあります。

ためこみ症の特徴④…家の一部が倉庫化してしまうことで、生活や健康に支障が出る

生活空間に大量のモノが散らかっている、乱雑でごった返しになっている状態を「クラッター」といいます。

私たちは通常、生活空間が散らかったり不快に感じたら、住みやすい状態になるように片づけ、所有しているモノの量を減らします。しかし、ためこみ症の人たちはモノの入手に抗うことが難しかったり、所有物を保管・保存し続けます。やがて自宅はモノであふれ、クラッター状態になり、生活に支障があるレベルにまで達してしまうのです。

クラッター状態では、家の一部が明らかに倉庫化してしまいます。その結果、「体を伸ばして眠れない」「テーブルで食事ができない」「スペースがなくて料理できない」など、生活に支障が出てきます。

所有物の数や量がどのくらいかということよりも、大量のモノで部屋が乱雑になることにより、日常生活が妨げられていることに目を向ける必要があります。

モノがためこまれていることによって、ケガや病気の危険性も高まります。

室内を歩くことに支障が出るため、移動しにくい、転倒によるケガのリスクがあるなど、高齢者にとっては特に深刻です。その他、ホコリやゴミ、ダニなどが発生しやすく、健康面では呼吸器系にも支障をきたす可能性があります。さらには火災の危険もあり、何かあったときに救急救命士や消防士たちが入れないと命の危険にもさらされます。

ためこみ症の特徴⑤…モノの入手をやめられない

繰り返しになりますが、ためこみ症の大きな特徴として、モノの入手をやめられないというものがあります。どれだけモノを入手しないようにと努力しても、必要以上にモノを買ったり、無料のモノを持ち帰ったりしてしまうのです。

無料のモノとは、試供品や景品、雑誌についているような付録、広告のチラシなどです。ゴミ箱や集積所から捨てられているモノを持って帰ってくる人もいます。なかには、モノをためる衝動を満たすために、盗みをすることさえあります。

第2章でも触れましたが、買い物をしたり、品物を入手したりすることは、ネガティブな気分を解消し、気分転換にもなります。買い物はストレス解消につながることにもなるでしょう。

ただ、ためこみ症の人は家のなかに保管できるスペースが十分にない、購入するためのお金もないのにモノの入手をやめられないため、やがては日常生活にもさまざまな支障が出てきてしまいます。

また、すべてのためこみ症の人に当てはまるわけではありませんが、今の自分が置かれている状況の深刻さに気づいていない人もいます。

例えば家族に「自宅がどのくらいモノで散らかっているのかわかっているのか」「そんなもの何に使うんだ」「一体どれだけあればいいんだ」などと文句を言われても、どうしてそんなに騒ぎ立てるのだろうと純粋に疑問を抱き、まわりの人にとっては「ためこむ」行動、その人にとっては問題のない行動を続けます。

その結果、モノがいっぱいのクラッター状態になり、生活や健康上に危険が及ばないよう他の人が介入しようとすると、強く抵抗したり拒みます。

このように、周囲との認識のずれがある場合、本当に困っている家族や、手助けしたいと思っている友人との間に溝ができてしまうことが多いのです。

ためこむモノは人それぞれ違う

すでにお話ししたように、ためこみ症の人がためこむモノは人それぞれです。一般的に多くの人から見て価値のあるモノもあれば、どこに価値があるのかわからないモノまであります。

しかし、本人にとっては、それぞれにためこんでいる理由があります。そしてそれは、本人にとってとても正当な理由です。

代表的なモノとしては、次のようなものがあります。

・新聞

情報を大切にして、知識を有効に活用したいと考えていると、重要な内容や有益な情報を含んでいる新聞は処分しにくくなります。処分すると大切な情報を失い、取り返しのつかないことが起きるという不安や自責の念にかられます。そのため、先月の新聞どころか何年も前の新聞が保管されています。

・衣類

いつか誰かが着るかもしれない、あるいはそこから袋やバッグなど別のモノを作れると思って保管されています。また、特定の記念日に着用したモノを保管したりしていることもあります。

・高価な品物

大切に保管されていることはあまりありません。入手当初は大切に保管されていたのかもしれませんが、その後に他の保管されている大量のモノと混在し、山積みのなかに埋もれていることが少なくありません。

・タッパーなどのプラスチック容器

また使えると考え保管されていますが、洗ってきれいに保管していないことが多くみられます。

・ガムの包み紙やチョコレートの空き箱

何かに使える、処分するのはもったいない、あるいは思い出などの感傷的な理由の場合もあります。しかし理由を訊いても明らかにならないことも少なくありません。

ためこみ症の人のモノに対する思い

「ためこみ症」の人が抱いているモノへの思いは、私たちには想像できにくいものがあります。ためこみ症の人がモノに対してどのような思いや意味づけを持っているのか、特徴的なものをいくつかご説明しましょう。

・審美性を見いだす

文字通り、美しさのことですが、ためこみ症の人の場合は、変わったものに美しさを見いだします。言い換えればそのモノにユニークさを見いだすことができる、創造性や独創性の高い人であるともいえるのです。

・記憶を補助するリマインダーにする

ためこみ症の人たちの多くは、物事を覚えておくのに苦労するといいます。そのため、物事を視覚的に思い出させるモノを〝リマインダー〟としてよく使います。

例えば私たちも、支払う必要のある請求書を目に見えるところに置いて支払いを忘れないようにしておくことはよくあります。ためこみ症の人たちは、これらのリマインダーなしには忘れてしまうのではないかという不安が人一倍強いのです。

しかし、このようなリマインダーだらけになると余計に混乱してしまい、覚えておくことがより難しくなるようです。

・使う機会の喪失を恐れる

ためこみ症の人たちは、モノに対しても実質的な有用性を考えます。例えば「これはまだ何かの役に立つかもしれない」「これはこの方法以外にも、こんなことに使えるかもしれない」「これをいつか使うときが必ずくるはずだ」と思うのです。

私たちも同じように考えますが、「いつか使うかも」の「いつか」はやってこないことがほとんどです。みなさんも、空の容器やラッピング用のリボンなどをとっておいても、効果的に再利用することはそれほどないのではありませんか?

一般的には、折を見て「やはり使わないな」と判断して処分することが多いでしょうが、ためこみ症の人たちは、それをしません。結果として、どんどん保管するモノの量が増えていきます。

・ユニークな活用法を見いだす

他の人では見出さない機会を、モノが提供してくれると考えることがあります。前述したように、ためこみ症の人たちは、モノの活用法を考えるのがとても得意です。他の人たちがガラクタとみなすようなモノに対しても、チャンスにあふれたもの、ユニークな活用手段を考えることがあります。

・感傷的意味づけをする

ためこみ症の人たちは、モノに感傷的な意味を結びつける傾向があります。

モノを手放そうと思っても、思い出とモノがつながっているために、愛着が強くなかなか手放すことができません。

どんな人でも、家族との思い出深いアルバムや、大切な人からもらった手紙、気に入ってずっと着ていた服など、思い出のモノを処分できずに保管していることはあります。

しかしためこみ症の人たちは、サイズの合わない服や、食料品の買い物リストなど、他の人がまず感傷的な思いを抱かないモノに対しても、愛着を抱くことがあります。

そしてこれらを処分することが、自分の人生の一部を失うことのように思うのです。

・くつろぎや慰めを求める

モノやモノを入手する買い物などが、くつろぎや慰め、自分の能力や力をもたらしてくれると考えている人もいます。第2章で少し触れた、買い物をすることでこころが満たされる「買い物セラピー」に通じますが、モノを入手して活用することを考えても、入手して自宅に持ち込んだあとは、置かれたままになっているでしょう。

・安心感を得る

ためこみ症の人たちは、モノに安全源を求め、モノは安全の象徴と位置づけている場合もあります。所有物から安心感や安全感を得るために処分しないでとっておく人もいます。なかには、モノを危険な世界から保護してくれる〝巣〟や〝繭《まゆ》〟のようなものだと表現する人もいます。これらの安心できるモノたちに囲まれていることで、まるで安息所や隠れ場所に入っているような、何かに守られているような気持ちになるのでしょう。また、こういったモノたちに囲まれていないと、何かよくないことが起きるのではないかと心配する人もいます。

ところが皮肉なことに、これらのモノたちに囲まれていることは、安心どころかかえって危険を招きます。モノにあふれたクラッター状態では、転倒や火事、健康障害などを発症するリスクを高めてしまうのです。

モノたちから安心感を得ている人にとって、他の人が所有物に触ったり、家族や知人など他の人がそのモノを処分しようとしたりすることは、そのまま安全を脅《おびや》かされることにつながります。そのため、無理にモノを取り除こうとすると、かえってモノへの執着を強め、決して手放さないという思いを強めてしまうことになるのです。

・モノとの同一性を求める

モノは自分の一部である、あるいはなりたい自分を象徴するものであると信じていることもあります。所有しているモノによって、自分が何者であるかが明らかになり、そのモノによって自分が自分であるという感覚を得ている人もいます。

実際どうであるかは別として、手に入れたいモノを目にしたとき、なりたい自分になっていると思うこともあります。ですから、モノを処分することは、自分の一部をもぎ取られるような痛みと苦しみを伴うのです。

このような人は結果的に、自分が「何をするか」ではなく、手に入れたときには「何を所有しているか」で、自分がどのような〝人〟かをあらわすことになります。

・コントロールを失うことへの恐怖感を抱く

ためこみ症の人は、他の人が自分の持っているモノや行動を支配することをとても心配し、恐れます。

その理由はこれまでも触れた通り、家族や知人が本人の知らない間にモノを動かしたり処分したりすることへの心配や恐れです。たとえ善意の思いであっても、家族であっても、自分以外の人が、愛着を持ち、安心感を味わい、自分の一部でもあるモノに触れたり取り除こうとすることは、耐えがたくいたたまれないものなのです。

そのようなことをすればするほど、本人は現状の維持をより強く主張し続けるでしょう。

・ミスを犯すことへの強い不安がある

モノの状態や使い方に失敗することに対して、完璧主義といえるほどの心配や恐れを抱きます。

例えば、「まだ活用できる何かを誤って捨ててしまうのではないか」「もしミスをしたらどうしよう」といったことを恐れます。ですから決断することは容易ではなく、そういった意思決定をする場面を避けがちです。

・ムダにしないことへの責任感が強い

モノをムダにしないこと、環境汚染につながらないこと、モノを責任を持って使用することに強い信念を抱いています。

この考え方自体は理にかなっているのですが、ためこみ症の人はその責任感が厳格で融通が利かない傾向があります。

例えばそのモノを再利用する方法をいくつか思いついたとします。するとためこみ症の人は以下のような思考回路になることがあります。

「私にはこれを再利用する〝責任〟がある」

↓

「だからきちんと再利用しないと、ムダにしてしまうことになる」

↓

「でも今は疲れているし時間もないからできそうにない。再利用の方法が思い浮かぶまで置いておこう」

そして、それが実行される日はやってこないのです。

・徹底することを追求する

「正しい」あるいは「完全だ」と思うまで行動をとらない傾向があります。

これは先述した「ミスを犯すことへの強い不安」にもつながるもので、決断しにくいだけでなく、誤った決断をすることを恐れるため、意思決定を迫られる場面では、不安や心配などのネガティブな感情を抱きがちです。

そうなると、「確実に正しいという確信が持てない限り、何もしないでおこう」と思うようになり、所有するモノがたまっていくのです。

・自分の価値や存在感を確認する

ためこみ症の人のなかで自尊心の低い場合は、モノを入手したり保管していることで、自尊心が高まると考えていることがあります。モノで自分自身の価値や存在感を確認するのを助けるという状態です。

・人と交際するための機会にする

ためこみ症の人にとって、モノの購入や収集は社会とコンタクトする機会を提供するものです。逆に言えば、それ以外の方法で社会との接触があまりないのです。

ですからためこみ症の人にとって、モノを入手するさまざまな買い物や集める機会は大変貴重であり、楽しみの1つでもあるのです。

ためこみ状態には、これらの思いが単独ではなく、複数関与しています。

書籍やデジタル関連のためこみをする人もいる

ためこみ症には、書籍や動物、デジタル関連など、特定のモノのためこみもみられます。それぞれの特徴を説明しましょう。

書籍ためこみ症

書籍を保管し続けている人は非常に多いでしょう。

最後に読んでから何年も経っていて、一度も本棚から取り出していなかったり、購入した書籍を読まずにそのまま置いておく、いわゆる「積《つ》ん読《どく》」状態、途中まで読んでもそのままにしておいたりと、あとで読もうと思って保管していることは、起こりがちかもしれません。

「ビブリオフィリア」という言葉もあります。いわゆる読書家は本を読むことが好きな人ですが、ビブリオフィリアは本そのものが好きな人で、愛書家であるといえます。これらの人たちは書籍のコレクターであっても、書籍ためこみ症とは異なり、病的ではありません。

一方、「ビブリオマニア」というのは、猟書家と訳され、収集対象が書籍類で、強迫症の症状の1つである可能性が指摘されています。

書籍としての価値がなくても保管し続けており、同じ書籍や版を何冊も購入していることが多く、ためこまれた書籍は娯楽や趣味などに活用できる量を超えています。

また、健康面にも支障が生じています。というのも、棚や書籍を定期的に拭いておかないと、ホコリがたまりやすくアレルギーの原因になる場合があるからです。それに湿度の高い日本では虫が繁殖しやすく、においも生じます。さらに紙質や綴《と》じも弱くなりますし、視覚的にも雑然としやすく、かなりのスペースを取り、日常生活に著しい支障が生じます。

デジタルためこみ症（デジタルクラッター）

最近注目されているのが、デジタルに関するためこみ症です。

職場や自宅のコンピュータのデスクトップがアイコンだらけの人や、保存データが多すぎて動きが遅くなっている人はいませんか？　そのなかで、データをためこんでいる人は、デジタルためこみ症（デジタルクラッター）かもしれません。

デジタルためこみ症の特徴は、使用している人が不便なだけなので、周囲にはあまり影響がないことです。ただ、本人は何をするにも作業がしにくく、非常に効率がよくないでしょう。

誰にも迷惑をかけないからいいじゃないか、と思われる方もいるかもしれませんが、他の人の視野に入りにくく、直接的な影響も受けにくいので、モノのためこみ症よりも厄介なこともあるのです。

パソコンだけでなくスマートフォンも同様です。画像データやアプリなどでメモリがいっぱいになっていて、新しく保存ができなくなったり、時間を要する状態です。

なお、デジタルためこみ症の対処法については、第4章で詳しく説明します。

動物ためこみ症(多頭飼育)

ためこみ症の対象が動物の場合です。生活状況が非常に悪化し、動物だけでなく、ためこんでいる飼い主やその近所の人たちの健康面や安全面に危険を及ぼす場合もあります。

飼い主は、当初は動物に必要な餌や衛生状態、温かな触れ合いを提供していたのかもしれません。しかしその状態が、増えていく動物にとって健康的でない状況、つまり適切な栄養が与えられず、不衛生で獣医学的な対応もされないまま、多くの動物が飼われているとしたら、動物ためこみ症である可能性が高くなります。

動物ためこみ症の場合、そこで生活を送る人は、生活環境や衛生状態がよくないことについて否定します。ためこまれている動物は猫が多いのですが、現在、日本でどれくらいの人が動物ためこみ症であるか、その全体像はわかっていません。

動物ためこみ症の原因と考えられているものはいくつかあります。

1つは、幼少期の愛着との関連です。幼少期に安定的な愛情深い親子関係で成長しなかった経験を持っている人が多いことがわかっています。

また成人後も、日常生活や仕事、社会生活を送るうえで生きにくさを感じている人が多くいます。そのため、動物との情動的なかかわりや触れ合いをよりどころにしています。実際、動物に人のキャラクターを当ててみたり、動物に無条件の愛情やサポートを求めるといった傾向があります。

動物に対しても、ためこみ症の人には特有の「責任感」が伴っていることが多く、動物の世話は自分がしなければ、という考え方が深くかかわっていることがあります。

ためこみ症と似て非なる「コレクター」

ためこみ症とコレクター（収集家）は、ともにモノをたくさん所有していますが、異なる状態です。ためこみ症について理解していただくためにも、この両者の違いをお話ししておきます。

コレクターは、その収集する対象物が美術品やレコード、切手などといった特定のアイテムに限定されていますが、ためこみ症の人はこれまでお話ししてきた通り、対象物は高価なモノから価値がなかったり役に立たないモノまで実にさまざまで、統合性がありません。

その入手の仕方も、コレクターの場合は計画性があり、対象となるアイテムに限定されていますが、ためこみ症の場合は計画性がなく、大量の無料のモノや購入したモノなど入手の仕方も統一性がありません。

最も大きな違いは、その保管方法です。コレクターの多くは、収集したアイテムは自分の好きなモノ、大切なモノですから、整理して保管しているか、または飾られていることがほとんどですが、ためこみ症の場合は、まさに無秩序のクラッター状態です。

またためこみ症の場合、ためこむことが不安への対応であるのに対して、コレクターは、アイテムの入手には喜びや楽しみが伴うことが大きな違いです。

さらにはコレクターの場合、生活面、仕事面、経済面での支障はほとんどありませんが、ためこみ症の場合は、ためこむことによるさまざまな支障が出てきます。そして重症度が進むほど、その支障は強まっていくのです。

20人に1人がためこみの問題を抱えている!?

モノのためこみは、家のなかで起こります。そのため周囲の人には気づかれにくいのですが、実は人口の2～6％、20人に1人はいるといわれています。

ですから気がつかないだけで、私たちのまわりにも、ためこみ関連の困難さを抱えている人がいるかもしれません。

DSM–5で診断基準が確立する前後の研究が混在していますが、ためこみ症の人たちのおおよそ44%が20歳前に発症しており、平均発症年齢は11～15歳、あるいは16・7歳というデータもあります。研究のなかには平均年齢が7～9歳というものもあります。小児期から発症している可能性があるのです。

しかも、発症からためこみが課題として認識されるまでの間には、かなりの時間を要することがわかっています。少なくとも、生活に何らかの支障が生じるまでに10～20年以上を要しているといわれています。

日本は住居空間が狭いため、断定はできませんが、小さい頃の家庭環境も影響を及ぼしているかもしれません。幼少期から10代の間に対策ができれば、ためこみ状態への対処法も変わっていくでしょう。

子どもの間は保護者の管理下のもとで生活を送っているので、嫌がったり抵抗しても、散らかった状態を大人が処分したり整理をすることは可能です。もし、ためこみ症を疑う場合には、子どもの「モノを所有し続けたい」という思いを理解しようとしてみると、早期の対応につながるかもしれません。

ためこみ症は、40歳以上の発症はめったにみられないものの、年齢とともに重症度が強くなっていくのも特徴の1つです。

ためこみ症＝ゴミ屋敷とは言い切れませんが、実際、ゴミ屋敷の問題があるとされる人は、60歳以上の高齢者に多くみられます。

高齢の場合、特に処分が難しくなっていきます。これは単純に、年齢とともにモノを入手することが増えるからではなく、ためこみ症に対する行動が複雑化していくことも一因です。

高齢者のためこみ状態を解決するのはなかなか困難です。なぜなら、活力、体力ともに低下し、大量のモノの仕分けと掃除に取り組みにくくなるからです。またクラッター状態では、転倒やぜんそく、アレルギー性の病気などのリスクもあり、より危険な状態にさらされている可能性もあるのです。

高齢者でためこみ状態にある人のなかには、認知症や脳梗塞、または他の脳の病気に苦しんでいたり、特定のことに集中することや何かを覚えておくことが難しい場合もあります。

最近では、高齢者に特化した介入プログラム（認知的リハビリテーション方法）が開発され、一定の効果があることが示されています。この介入プログラムが早い段階で行われると、分類や整理整頓ができにくい状態を改善し、その後の生活でも悪化を防げるのです。

他の精神疾患とためこみ症が併存している状態

第2章でもためこみ行動と精神疾患の関係について触れましたが、実際に他の精神疾患とためこみ症が併存しているケースは多いものです。

ためこみ症を持つ人には気分障害や不安症が併存していることも多く、最も多いのがうつ病で、前にも述べたように50～75％の人にみられます。不安症では社交不安症や全般性不安症が23～24％、4人に1人の割合で併存していることも示されています。他には強迫症（20％程度）や注意欠如・多動症（30％程度）、PTSDなどが含まれ、3つの精神疾患を有する人もみられます。

ためこみ症の人が、ためこみ行動に伴う生活の困難さを理由に自分から受診することは非常に限られています。それはこれまでもお話ししてきたように、本人が「ためこむ」ことを意識していることが少ないからです。つまり受診する理由がないのです。

実際、ためこみについて指摘するのは、ほとんどが家族や近所の人、あるいは行政などです。

ではなぜためこみ症であることが判明するのかというと、抑うつ状態や強迫症など別の精神疾患や症状によって受診して判明することが多いのです。その場合も、他の精神疾患が主疾患で二次性であるのか、ためこみ症が主疾患で一次性であるのかは診察してみないとわかりません。

ためこみ症になる原因はあるのか

そもそも、なぜためこみ症になってしまうのでしょうか。

やはり育った家庭環境にあるのでしょうか、それとも遺伝的要素もあるのでしょうか。

アメリカでためこみ状態の成人を対象に行われた大規模調査で、ためこみに関する行動を振り返ってもらうと、多くの人が小児期や思春期から症状がみられていたことが明らかにされています。

ただ、先ほども述べたように、親御さんと一緒に暮らしている間は、ためこみ症状があっても親の管理下にあるので、成人するまで深刻な状況には発展しにくいのです。

いくつかの科学的エビデンスによれば、遺伝的要素の影響もあるといわれています。ためこみ症の50~80%の1親等の家族にためこみ行動をしている人がいることが示されています。

また、ジョンズ・ホプキンズ大学の研究者たちによって、ためこみ状態が家族内で代々みられることも報告されています。

ただ、これが脳の働き方や気質的な要因の遺伝によるものなのかは、明らかになっていません。しかし、成長するなかで家族から学んだ行動を手本にして行っていることも考えられます。両親や身近な家族からは善悪を問わず、さまざまな行動を学び習慣化していきます。

加えて、生活環境（幼少期の家庭環境など）や、親の価値観なども大きいでしょう。例えば育った家が散らかった状態だったという場合はもちろんのこと、親に「もったいないから簡単に捨ててはいけません」と言い聞かされて育った、逆に塵《ちり》1つない家で育った人が多少散らかっている祖父母や友人宅のほうがホッとしたという経験も大きな影響を与えるでしょう。

それ以外の要因として、家族を亡くした、離婚をした、暴力を受けたり暴行を受けた、空き巣に入られたなどといった、何らかの喪失体験やトラウマとなるような出来事を体験している人が少なくありません。PTSDとの併存で、こうした何らかのトラウマ体験が、モノをためこむという行動につながる場合があります。

加えて、「決断の難しさ」が挙げられます。これはためこみ症を持つ人と、その親族の特徴の1つとされています。

意思決定の困難さ以外によくみられる特徴としては、完璧主義、物事を回避する、先のばしにする傾向、計画を立てて1つのことをまとめるのが難しい、注意散漫などが挙げられます。

また、MRI（磁気共鳴画像装置）検査をすると、脳の活性化する部分が他の人たちと異なることから、脳の情報伝達が関係しているのではないかとも考えられています。これに関連しているのが、脳の前頭前野部です。

脳のこの部位は思考や創造性を司《つかさど》っており、状態を評価したり、記憶や衝動性に対する反応を抑制したり、計画を立てたり、動機とそれに基づき意思決定をしたり推論するなど、人として最も発達しています。そして加齢に伴い、最も早く機能低下がみられます。

例えば夕食を作るときは、素材ごとに処理する方法や時間、火加減や味つけなどの複数のことを並行して行うことが求められ、最後に盛りつけや出す順序などの段取りも必要ですが、この部位の活動が低下すると適切に行えません。

また、全体とその構成要素の1つずつを、バランスをとりながら判断することが容易ではありません。今月使える予算を上回ってしまうのに目の前の商品を買ってしまったり、やりたいことに時間を費やして翌週が提出期限の課題の完成が難しいなど、順序よく計画を立てたり計画を遂行したり、重要な項目とそうではない項目の識別などが適切に行えません。

出張の準備をしているときに、出張先で、いつ、誰に、どのようなことでアポイントメントを取るか以前に、往復の新幹線の予約を優先しようとしたりして、周囲からは「アポイントメント次第でしょ！」と指摘を受けても、なかなか理解しにくい状態です。

これらにかかわる機能として、特にワーキングメモリの乏しさと、不必要であったり不適切な反応を抑制して、適切な反応に切り替えることの難しさがあります。今高額な買い物はできない状態でも、目の前のアイテムに対し「購入しないといけない！」と考えると買ってしまう状態になり、セルフコントロールの困難さにつながります。

「自分のモノ」だけ手放せない

では、ためこみ症の人は片づける能力がないかというと、そんなことはありません。

ここがよく誤解されがちな点なのですが、ためこみ症の人が手放せないのは、「自分のモノだけ」なのです。

他の人の所有物をカテゴリーに分類したり整理することは支障なく行えます。ところが自分の所有しているモノに同じことを行おうとすると、できなくなります。

ですから、ためこみ症の人＝処分できない人、整理整頓が苦手な人ではないということになります。

つまり、片づける能力はあるのです。

だからこそ、周囲から誤解を受けやすいですし、適切に理解されにくいのです。

自分のモノになるとそれができなくなるのは、やはりそこに何らかの不安要素や信念、独特の考え方が深くかかわっているということなのでしょう。

これまでもお話ししてきたように、この「自分のモノ」に対する特別な思いが、「他の人に片づけられるのを嫌がる」ことにつながります。ですから当然、家族や周囲の人には、処分させてくれません。

また、どんなに散らかっている家に住んでいる人でも、通常は、誰か訪問客が来るとわかれば、来客が入る部屋だけはきれいに片づけるものです。

しかしためこみ症の人たちは、訪問客があるとわかっていても、家族が片づけてほしいと頼んでも、モノを移動させてくれません。

ためこみ症の人の考え方の特徴

ためこみ症の人の考え方は、普通ではない、変わっていると思われがちです。

確かに考え方に極端な部分はありますが、そのなかに共感できる部分、理解できる部分があります。そして家族や知人などためこみ状態について困っている人、何とかしてあげたいと思っている人にとって、その心理を理解することは、とても役に立つことだと思います。

ためこみ症の人のモノに対する考え方についてこれまでもお話ししてきましたが、ここで改めて、具体例を交えて詳しくお話ししましょう。

・全か無かで考える

これは完璧主義の考え方と関連していて、極端に表現されます。

新聞や雑誌は「記事すべてを読み終えるまで処分できない」、外出先の店舗で見た商品に対し「目の前にあるこれを今手に入れないと、同じ機会は二度とない」と考え、保管し続けたり、後先考えずに衝動的な買い物をしてしまいます。

映画館や美術館に行ったときのチケットの半券を処分しない理由として、「捨ててしまうと、何を観たのかを思い出せないので、捨てては絶対にいけない」と考え、自宅に持ち帰り、机の上や山積みになっている一番上に置かれる場合もあります。一般的には、半券を持ち帰って、保存しておきたい場合はファイルに入れたり、その日のうちか後日処分すると思いますが、ためこみ症の人はそのままの状態を続けます。

ためこみ症の人は、その人なりの理由から入手して持ち帰り、そして自宅内に置き続けていますが、時間の経過のなかで重要性が低くなっても、それを意識することなくためこまれた状態が進み、さらに大量になっていきます。

・物事を過度に一般化しようとする

「いつも」「絶対に」などの表現を使って、1つの出来事をすべての状況に照らし合わせて一般化します。

例えば、「それを動かしたら、〝二度と〟見つけられなくなる」「今これを購入しなければ、もう他の機会は〝絶対に〟ない」などと考えます。

・早急に結論づけをする

裏づける事実がなくても、ネガティブな結果を考える傾向です。

例えば、「これを手放してしまったら、すぐに必要になるかもしれない」「もし必要になったら、困ってしまう」と考え、保管・保存し続けます。「友人の1人が片づけを手伝うと言ってくれたが、自分のことを何1つできない人、ダメな人だと考えていて、全部捨てるように言われるに違いない」と、善意もネガティブに考え、結果も自分が望まなかったり不利になるように考えることもあります。

もちろん実際には、処分をしたあとで何か起きた場合でも、そこで情報を入手できますし、対処も十分にできるでしょう。心配しているひどいことがどのような状態であるのかを訊いてみると、答えにくいでしょう。

・破局視（カタストロファイジング）をする

これも前項に通じるものがありますが、起こりそうな結果に対し極端な否定的、悲観的な見方をする状態です。

例えば、「今これを買わないと、一生後悔する」「貴重な機会を失う」「もしこれを捨ててしまったら、そのことばかり考えて、気が狂ってしまう」などと考えるのです。そのため、特定の行動をとらないようになりますが、行動しないことで、予測しているようにうまくいかないという悪循環にも陥りやすくなります。

「これをなくしてしまったら、もう生きていけない」などと考えるのですが、実際はなくても生きていけます。あとで述べますが、なくても生きていけることを試してもらう治療法があります。

・ポジティブなことを過小評価する

文字通り、ポジティブな体験に重きを置きません。

例えば、「他にたくさんやらなければならないことがあるのに、整理整頓だけしても、本当の改善にはならない」などという理由で、モノをためこんで減らそうとしないのです。

・感情的な推論をする

事実の代わりに感情を使って、論理的ではなく、感情的な理由づけをします。

例えば、「これを捨てるのはとても〝不快〟だ。だから、保存するべきなんだ」「これを処分してしまうのは、〝とても悲しい〟。だから捨ててはいけない」などと、自分のなかで正当化します。

・道徳的な理由づけをする

「すべき」「ねばならない」「しなければならない」といった考え方に基づいて行動します。

例えば「家族に何かがあったときのために、これらの健康に関する本は持っていなければならない」「地震があったときのために、この（大量の）ペットボトルは持っておくべきだ」と考え、そのように行動します。

・ラベリングをする

ラベリングとは、レッテルを貼ることです。それも、自分自身や他の人にネガティブなレッテルを貼ります。

例えば、「電気料金の請求書を見つけられない。私は大バカだ」「彼女はとても欲が深いから、私のモノまでほしがっている」などといったことから、モノを手放さない理由にします。

・過小評価あるいは過大評価をする

自分の状態や対処能力を過小評価したり、逆に対処能力や処分することに対する感情的な負担を過大評価します。

例えば、10年前の新聞を全部とっておく理由を「いずれ、この新聞をすべて読むことができる」と考えたり、「もしこれを処分してしまったら、自分の人生はダメになる」と考えたりします。

前にも述べたように、ためこみ症の人の考え方には、ここに挙げたものが1つだけでなく複数共存しています。いろいろな考え方が複雑に絡まり合っているのです。

例えば10年前の新聞をとっておく理由を例に説明しましょう。

きっとその新聞には大事な情報が載っていたのでしょう。もしかすると、週末に家族と一緒に外出するための情報が載っていたのかもしれません。

もし処分してしまったら、「〝二度と〟その情報は手に入らないかもしれない」「とんでもなくすばらしい機会を失ってしまうことになる」「もしも週末出かけるとなったときに、この情報を忘れてしまう」など、いろいろな考えが駆け巡るのです。これらはとても正当な理由で、処分しないでいるのです。

でも、冷静に考えると、10年前の情報が今、使えることはまずないでしょう。しかし少しも役に立たない情報を、捨てられないでいるのです。

その情報を利用したあとなら、おそらく処分することはできます。しかし、利用されることはまずありません。ですからずっとそこに留まり続けることになるのです。

ためこみ症の人は、モノを巡って傷ついている

ためこみ症の人たちの心理を考えれば、簡単に所有物を触ったり、動かしてはいけないということが、おわかりいただけたのではないでしょうか。

家族や友人などがいくら善意で「片づけようか？」と提案したとしても、断られると思います。

ためこみ症の人たちの多くが、それまでに家族などに「モノを捨てろ」と迫られたり、もしくは勝手に捨てられてしまうという経験をしていることが少なくありません。ですから疑心暗鬼になっていて、ある種の不信感を持っています。そして、そのことによって傷ついてもいます。

もし勝手に捨ててしまったとしたら、ためこみ症の人たちはとても怒ります。そして責

め続けます。なぜならその人にとって、モノは何らかの理由で処分する対象ではないからです。時には、自分の一部を許可なくもぎ取られてしまったように感じる状態になります。

ですから絶対に本人の許可なしに触ったり、動かしたりしないでください。

このように説明すると、ためこみ症の人たちは極端だと思うかもしれません。でも、誰でも自分が気に入っているモノや大切にしているモノを断りなく処分されれば、怒りを抱くでしょう。ためこみ症の人たちが特別なわけではないのです。

相手がためこみ症の人であれ、そうでない人であれ、家族であっても他の人のモノを許可なく触らない、動かさない、という当たり前のことを大切にしていただけるよう願っています。

不安を「なくす」のではなく「コントロール」する

「ためこみ症」の治療のゴールは、治すというよりも、コントロールすることにあります。

また、うつ病が併存している場合や、強迫症のこだわりやモノへのとらわれを軽減するのに、抗うつ剤が使われることはありますが、ためこみ症そのものには、薬はあまり有効ではありません。

ためこみ症の場合、「完治する」「症状をゼロにする」というのとは少し異なります。例えばがんだったら完治させたいですし、がん細胞をゼロの状態にしたいでしょう。骨折なら骨がついて完治、という状態もあるでしょう。

一方ためこみ症の場合、〝不安〟というものに対処しなければなりません。しかし不安をゼロにすることはできませんし、むしろ不安をゼロにすることはとても危険です。

人にとって不安がまったくなくなってしまったら、道路の真ん中を歩いてしまっても平気、信号無視しても平気ということになってしまいます。何らかの不安を抱くので、私たちは身を守ることができるのです。不安がゼロになってしまったら、人は人として生活できなくなるかもしれません。

そうではなく、どうやって不安と上手につきあっていくか、どうコントロールしていくかということが大切です。

ある意味で、エクササイズを自分の生活に取り入れることと似ている気がします。エクササイズを毎日やろうと決めても、私たちは「今日は疲れたから」「最近は食事に気をつけているから」とエクササイズをサボる理由をつけることがあります。

エクササイズと同様に、モノを片づけることについても、サボらないように習慣化させるのがポイントです。「使ったモノはもとに戻す」「開けたら閉める」「落としたら拾う」「脱いだら掛ける」といったように、生活のなかに片づけを取り入れていく練習をするのです。これらの行動を書いたメモを家の目につく場所に貼って、新しい行動を習慣化させていくことは、効果的な方法の1つです。

ためこみ症の治療で行われる認知行動療法

ためこみ症には、主に認知行動療法が行われます。モノに対する考え方や信念を、生活が送りやすいように適応させたり、新しい行動を学んだりしていきます。

ためこみ症の人で、モノの片づけや整理をする際に、集中して行うことが苦手な場合は、まず、他のモノが視野のなかに入らないようにしてもらいます。例えば、モノに布をかぶせて、5分間だけでも片づけようとしている部分に注意を集中する、という作業を毎日やってもらいます。

また、協力者がいれば、モノを預かってもらいます。モノの入手や整理、処分、保管のそれぞれに対して考え方や行動を変えてもらい、モノを入手できなかったり特定のモノを手元に置いておかなくても不安にかられることはない、ということを実際に体験してもらうのです。

具体的に言えば、「これがなくても大丈夫」ということを体験を通して理解するために、1日モノを預かってもらいます。そして湧き上がってくる感情や考えを記録にとっていきます。1時間おき、2時間おきなど時間の間隔を延ばしていき、預かってもらっても、イメージするような最悪なことは起きないことを理解してもらうのです。

先ほど説明したように、ためこみ症の人は、「これがなくなったら生きていけない」「大変なことが起こる」「二度と同じモノが手に入らない」などといった考えが浮かんできます。しかし、記録をつけてもらうと、「大変なことは何も起こらない」と、客観的に見つめやすくなります。

最初のうちは気になって仕方がない、という状態になりますが、そのうちに忘れたり、モノについて考えない時間があったり、思い浮かべても忘れたり、ということを繰り返しながら、心配していたことは起きないということを体験していきます。これが〝行動実験〟と呼ばれている方法です。

そして、これまでとは異なる新しい行動をルーティン化していきます。これには家族などの協力者の存在が不可欠です。

ただしこれらの方法を用いる場合は、本人が手放すことに同意していて、手放せない状態を改善したいという動機がなければ行えません。どんな治療法であれ、何より本人が今の状況を何とかしたいと思わない限り、変わりにくいでしょう。

日本ではまだまだためこみ症の専門機関は少ないですが、巻末で紹介する医療機関に相談してみてください。

第4章

「ためこまない生活」に変わるヒント

――モノとの向き合い方を見直す

モノに振り回されないための4つのステップ

私たちの日常生活に、ある程度のモノの所有は必要です。ただ、モノが多すぎてモノに部屋を占領されてしまえば、生活に支障が出てくるでしょう。モノに振り回されないようにするには、モノとの上手なつきあい方を知ることが大切です。

そこでこの章では、モノをためこんでしまう人のために、適度な量のモノを持ち、それらを使える状態にして維持していくための方法を解説していきます。

しかし残念ながら、この本を読むだけで「モノをためこまない人」にすぐになれるわけではありません。私は本書で、できる限りの情報や方法を提供していますが、本気でためこみ行動やためこみ状態を何とかしたいと思うなら、本を読んで終わりにせず、「実行」することが不可欠です。

ためこみの状態に悩んでいる人は、とても長い時間をかけて今の状態になっています。ですからすぐに改善するようなものではありません。その作業はとても苦しい、不快なものでしょう。そこからモノとのつきあい方を変え、コントロールしていくのはとても大変な作業だと思います。

しかし、今の自分が置かれている環境に本当に困っていて、何とかしたい、変わりたいと思っている方は、ぜひこのあとの項目を読んで、実行してみてください。

人によって、苦手なポイントも違ってくるでしょう。自分の苦手なところはどこでしょうか？　ためこみがちな人は、自分のウィークポイントを探ってみることからはじめてみましょう。

ステップ①入手…家のなかに入ってくるモノを少なくする

モノは突然自分のもとに降って湧いてくるわけではありません。必ず何らかの方法で家のなかに入ってきます。まずはその「入口」を狭くしましょう。

もちろん、完全にシャットアウトすることは不可能なので、入ってくるモノをできるだけ少なくするのです。

家のなかのモノをどんなに減らしても、また入手してしまったら意味がありません。

しかし、ためこみ症の人の場合、ほとんどの人が後先を考えずに目の前のモノを手に入れたい思いにかられ、実際手に入れてしまいます。

この「買い物やモノを手に入れたい衝動」をコントロールすることは想像以上に大変なことです。多くの人にとって、「セール」や「割引」といった言葉はとても魅力的に聞こえます。ためこみがちの人にとっては特に、「こんな絶好の機会は他にはない」「割引だからお買い得だ」といったような、入手するのに正当な理由になります。

また入手する方法も、インターネットやカタログオーダー、定期購読、予備のモノを購入する、無料配布のモノを集める、他の人がくれるモノをもらうなど、好みの方法やモノのタイプによって異なります。

モノの入手パターンがある程度決まっている人は、その行動を避けるだけで、早い段階でモノの入手を止めることができる場合もあります。

例えば、土曜日の午後に街中に外出しなければセールを見ないで済む、インターネットで買い物をする癖を止めるために特定のサイトを見ないようにする、といったようなことです。ただしこの方法は短期的には効果がありますが、なかなか持続しにくい面もあります。

モノを入手するときのルールを持つ

モノを処分するときは強い意思が必要ですが、無料配布に代表されるように、モノを手に入れるときは強い思いがなくても入ってきてしまうものです。

巷《ちまた》にはさまざまなモノがあふれています。油断するとどんどんモノが増えてしまう時代です。今は100円ショップやディスカウントストアなども多く、モノを安く入手しやすくなったという社会的背景もあります。

モノを入手する機会を減らしたいという意思が明確になったら、そのための〝マイルール〟を持つことが重要になってきます。

参考までに、ルールの例を挙げてみましょう。

・事前に買い物リストを作り、そこに書かれていないモノは買わない

買い物に行くときは、何を買うかを決めていきます。家にストックがあるモノは、どんなに安売りしていても買わないと決めましょう。

・セールやディスカウントストアなど、モノを買うハードルが下がる場所には近づかない

安いから、お買い得だからという理由だけで衝動的に買い物をしてしまいがちです。これは店頭だけでなく、ネット通販のセールやキャンペーンなども同様です。ポイント還元や送料無料などといった言葉にも惑わされないようにしましょう。

・何かを買ったときのおまけ、景品など、無料でもらえるモノは断る

例えばビールやウイスキーを買ったときにおまけでついてくるグラスや、その場でもらった景品などは、買ったお店に置いてきます。

先ほど、モノの入手は自分の意思がなくてもできてしまう、と述べましたが、このようにすれば、自分の意思で不必要なモノの入手を阻止できるのです。

・使えるお金の額を事前に決めて、超える額の買い物はしない

これは文字通り、余計な買い物をしないためにお金の上限を決めておくことです。買い物に行くときは、買い物リストと同時に、使える金額以上のお金やクレジットカードを持たずに行くことをお勧めします。

一方で、最近ではキャッシュレス化が急速に進んでいます。このような場合は1回の買い物の限度額を決めておいたり、1カ月にチャージする金額を決めておくといいでしょう。

・お金を使わない楽しみを見つける(買う行為でストレス解消しない)

モノの入手で楽しみや喜びを抱いている場合は、他の楽しい活動に置き換えます。他の楽しみといっても、活動内容は人それぞれです。運動やアウトドアなどを選ぶ人もいれば、映画鑑賞や音楽鑑賞を選ぶ人、読書や研修会やセミナーに参加することを選ぶ人もいます。いずれにしても、ポジティブな感情を伴うような楽しい活動を見つけることが重要です。

モノの入手の前に、自分に問いかける

最後に、どうしても衝動的にモノを入手してしまいそうなときに、役に立つ考え方をいくつか紹介します。

入手したい気持ちが湧いてきたら、ひと呼吸おいて、こんなふうに自分に問いかけてみましょう。

□これと同じモノや似たようなモノをすでに持っていないだろうか？
□今、怒っていたり落ち込んでいたり、気分がよくないから買いたいのではないだろうか？
□1週間以内に、これを手に入れたことを後悔しないだろうか？
□これなしでもなんとかやれないだろうか？
□これを使ったり、修理する時間が本当にあるだろうか？　または他にもっと優先すべ

きことはないだろうか？

□近い将来、これを本当に使うのだろうか？

□これを置く場所があるのだろうか？

□今これを見ているという理由だけでほしいのではないだろうか？　これは本当に私にとって価値があり、有用なモノなのだろうか？

また、同様に、以下のようなことがなければモノを入手しない、と決めてもいいでしょう。

□1カ月以内にこれを使う計画がある

□今、これを買うだけの十分なお金がある

□これを置く場所があるので、乱雑になっている山積みの部屋に追加されることはない

□これを入手することは、私の生活目標や大切にしていることと合致している

□ただほしいのではなく、これが本当に必要だ

ステップ② 整理整頓・処分…仕分けをして、不要なモノを手放す

次のステップは整理整頓と処分です。これについては、今は整理整頓やモノを捨てること、片づけることに関する本などの情報があふれていますから、知識としてはすでに持っている人も多いのではないでしょうか。

行うことは、対象とするモノや部屋、スペースの優先順位をつけて、必要なモノと必要でないモノを分けることです。ただし、ためこみの課題を抱えている人にとって、モノを処分することは一番つらく、不快な作業でもあります。

例えば、捨てる、寄付することを決めて、それぞれを目的とする場所に持って行ったとしても、結局それらをまた自宅に持ち帰ったりすることもあります。でもそのときこそ、先に紹介したように、自分に問いかけてみるのです。

「これを使ったことがある？」「結局、保管し続けていただけじゃないの？」「それ、本当に必要？」と。

筋肉をつけるためには毎日のトレーニングが必要なように、まずは一歩を踏み出し、少しずつでも続けることが大切です。最初は1日5分だけでも構いません。数日続けたら、次は10分、そして翌週には15分、20分、30分と続けられるようにしていきましょう。

集中力が続かない、長くやる自信がない人、あるいは、いったんはじめると長時間続けてしまう人は、タイマーをかけて行うという方法もあります。注意が散漫になりやすい場合は、自分が集中できそうな時間を決め、タイマーをかけておき、アラームが鳴るまでは集中して仕分けと整理整頓、処分に取り組むと決めます。その時間を少しずつ延ばしていきましょう。長時間続けて過度に疲れてしまう場合は、時間を制限するとともに、休憩時間を入れながら行います。

モノと上手に別れる方法

ためこみがちな人にとって、モノを仕分けたり処分するのは、なかなか難しいものですが、そのポイントをいくつかに分けて紹介しましょう。

・モノをカテゴリー別に分類し、所有するモノを決める

仕分けや整理をはじめる前に、基本となるカテゴリーをいくつか決めます。モノが山積みになっていたら、それらをそのカテゴリーに分けていきます。

最も簡単なレベルの仕分けは、「保管・保存する」か「手放す（処分する）」かです。

キッチンの鍋を何種類も持っているならば、そのうちどの鍋を「保管」し、どの鍋を「手放す」か決めます。例えば、鍋を料理の用途別に持つことをやめ、使う鍋を1つか2つに絞って、使い回すことにします。そして、それ以外の鍋は手放すのです。

・処分する、リサイクルに回す、寄付する、贈るなどして手放す

「手放す」と決めたアイテムをどうするかについても考えなければいけません。

1人ひとり、あるいはそのアイテムによって、手放したあとの行き先は違うかもしれませんが、多くの場合は以下のようなカテゴリーに分けられるでしょう。

・ゴミとして処分する
・再利用、リサイクルする
・寄贈する（友人や家族、図書館、チャリティーなど）
・売却する（フリーマーケット、古書店、委託販売店、ネットオークションなど）
・未決定（保留にしておく）

特にモノをムダにすることに強い抵抗感を抱き、処分以外の方法を選んだ場合は、対象となるアイテムが確実に活用されるまで〝責任〟を持つと考えがちなので、なかなか容易ではないかもしれません。

ためこんでいるモノの量にもよりますが、比較的取り組みやすいのは、本や衣類などです。まずこのアイテムについてどうするか、右の選択肢のなかから考えてみましょう。

・処分を考える際に、自分に問いかける

処分を考える際には、ステップ①「入手」のところでもお話ししたように、自分に問いかけることも大切です。

□これは食べたり使える状態だろうか？
□これを処分してしまうと、私は本当に困ってしまうのだろうか？
□これは本当に必要なモノなのだろうか？
□これは本当に私が気に入っているモノなのだろうか？
□これがなくてもやっていけるのではないだろうか？
□近い将来、これを使うときがくるのだろうか？
□これは本当に私にとって価値があり、有用なモノなのだろうか？
□昨年1年間でこれを使ったことがあるだろうか？
□これを失ったら、私はもう一度同じモノを買うだろうか？
□これを置くための十分なスペースがあるだろうか？

こんなふうに問いかけてみて、手放すかどうかを決めてみましょう。

・モノを「いつ」手放すかのルールを作る

このあとお話しする「保管」にもつながることですが、モノをいつ手放すかのルールを決めておきます。例えば、

・新聞は、２週間に１回、１カ月に１回など、資源物の収集日の前日までのモノは、読んでいるか、いないかにかかわらず処分する（またはリサイクルに回す）

・雑誌は購入して１カ月経ったら読んでいるか、いないかにかかわらず処分する（またはリサイクルに回す）

・衣類はワンシーズン着用しなかったら、あるいはサイズが合わなかったら寄付する

といったようなことです。

もちろんこんなふうにシンプルに進まないことが多々あることも、よくわかります。ワンシーズン着なかったけれど、どうしても処分できない衣類もあるでしょう。もちろんそれを無理して手放す必要はありません。

大切なのは「ルールを作る」ことです。こうすることで、モノを手放しやすくなり、決断に迷うことが減っていくのです。

もし間違って、手放して後悔してしまったモノがあったとしても、長い目で見れば、最適なルール作りと、それに添った生活が送りやすくなるきっかけになります。

・計画的に手放していく

ただ、せっかく手放すことを決め、いくつかの選択肢のなかからカテゴリー分けしても、いざ手放す段階にくると、難しいことがよくあります。やはり手放すことに抵抗感を覚えてしまうのです。

そんなときは家族や友人に協力してもらってでも、計画的に手放す必要があります。例えばゴミとして処分する場合も、ただゴミ袋に入れておけばそれが自動的に消えてなくなるわけではありません。そのプロセスとしては、ゴミ収集日の前日までに処分するモノをまとめ、当日の朝、指定の時間までに、指定の場所にゴミ出しをしなければならないのです。

そんな当たり前のように思えるプロセスでも、不安や罪悪感、悲しみや怒りなどのネガティブな感情やさまざまな考えが湧き上がってきて、実行できないこともあります。

ゴミの収集日や資源物収集日をチェックしておいたり、その他に利用できる収集サービスの情報を仕入れたり、どのような形で寄贈したり売却できるのかを調べたり、連絡を取ったりする必要もあります。

加えて、せっかく処分を決めても、そのプロセスややり方が面倒なものでは、実行することができなくなってしまいます。計画は常に現実的で実施可能なものにし、多大な努力を必要とせずにできるものでなければならないのです。

モノを手放すのに必要な「決断」と「実行」

モノを手放すということとは、ひとことで言えば「意思決定」をすることです。

モノをためこんでしまう人は、この意思決定がとても苦手です。意思決定には2つのステップがあります。

1つは「決断をすること」、もう1つは「決めたことを最後までやり通すこと」です。

モノを保管するか手放すかを一度決めたら、最後までその意思を貫いて、やり通すことが大切です。

繰り返しになりますが、モノを手放すということは、ためこみの課題を抱えている人にとっては、苦痛と喪失感を伴うものです。ですから、その苦痛に慣れていくことが必要になります。

そのためには、手放すのが簡単なモノからはじめてみるのも1つの方法です。

モノをためこんでしまう人によくみられるのが、手放すことを決めたのに、その自分の決断に確信を持ちにくいことです。結果、手放すまでのかなり長い間、モノがドアの近くなどに置かれたままになり、何度も手放すかどうかを考え直さなければならなくなります。

こうして「迷っている」状態のモノが生活空間に置かれたままになり、結局手放せないまま、振り出しに戻ってしまいます。それどころか以前よりもモノが増え、クラッター状態がひどくなることさえあります。

一度手放すと決めたら、それをどこに持っていくかまで決めて、時間を置かずにその日のうちに、その場所に移動させるのがベストです。

最も大切なのは、手放すと決めたモノを、生活空間のなかから、邪魔にならない適切な場所に移動させることです。

ステップ③保管…モノを保管する期間、場所を決める

モノを入手することをコントロールすること、そしてモノを手放すことも重要ですが、自宅内に持ち込んだモノにどう対応するかも、取り組まなければならない課題です。

本やテレビなどのメディアで取り上げられるのは、どちらかというとモノを捨てたり処分したりする方法です。モノを処分して目の前からなくなったほうが、インパクトも強く効果がありますし、ビフォー・アフターの「変化」もわかりやすいと思います。

しかし処分する（手放す）ことだけに焦点を当てても、根本的な解決にはなりません。処分することはある意味で通過点に過ぎないのです。

今、モノであふれた自宅では、そこから楽しみを得ることは難しいでしょう。楽しみたくても、そのためのスペースはないといっても過言ではないでしょう。どんなにいいモノ、素敵なモノがあっても、どこにあるのか見つけ出すのも大変な作業になるでしょう。

最終目標は、保管や保存しているモノを、活用したり飾ったりして楽しめることです。保管すると決めた自分にとって大切なモノのために、自宅にスペースを作ることです。そしてそれぞれの部屋を、本来目的とした方法で使えるようにすることです。

そのためには、モノの置き場を決めて、必要なモノがすぐに使えるようにすることが求められます。

モノをカテゴリー別に分類し、保管・保存する場所を決める

さまざまなモノを衣類、書類、書籍などのカテゴリーに分類して、それらをどこに保管・保存するかを決めることが必要です。まず、モノの保管・保存場所を考えましょう。

ただし、完璧にやろうという思いと直面する場合があります。加えて、所有しているモノをどこに保管したり保存するかは、1人ひとりのライフスタイルや生活スペースの構造によって異なりますから、考えはじめるとなかなか決めにくいでしょう。

図表4は、家全体のカテゴリーと保管・保存場所のリストの一例です。郵便物や紙類、

重要な書類、衣類、娯楽関連、台所などに区分しています。そのなかでも、台所関連のカテゴリーを図表5にしてみました。

カテゴリーの分類と保管・保存場所を決めることに時間がかかりすぎるようであれば、リストを参考にして自分のカテゴリーと保管・保存場所を決めてください。

一時的な保管場所から最終の保管・保存場所へ移す

片づける場所を決めて仕分けをはじめても、最終的な保管・保存場所は他のモノでいっぱいになっていますから、そこに置くことはできないでしょう。その前に片づけることを決めた場所の近くに、まず作業スペースを作ります。

カテゴリー別に区分するために、一時的な保管場所として、作業スペースのある部分は衣類、別のスペースは書籍などにあてて、まとめるか、衣類や書籍別に段ボールや透明のケースを準備しておき、そこに入れていきます。段ボールやケース以外にも、ケースの外にカテゴリー名を書くためのフェルトペンや付箋紙も準備しておくことが必要です。あるい

図表4

所有物のカテゴリーと最終保管・保存場所（家全体）

	カテゴリー	保管・保存場所
1	郵便類	机の上や引き出し
2	書類	ファイルにまとめて机の引き出し
3	新聞	リサイクル用の袋や箱
4	チラシ、広告、ダイレクトメール	リサイクル用の袋や箱
5	雑誌	台所や居間のテーブル近くのラック
6	書籍	棚
7	通帳、印鑑、クレジットカード	机の引き出し
8	写真	コンピュータ内、箱やアルバム
9	文房具、事務用品	机の上や引き出し
10	衣類	タンスの引き出し、クローゼット、洗濯用のカゴ
11	コート類	クローゼット、タンスの引き出し
12	靴とブーツ	靴箱、箱に入れて棚のなか
13	オーディオ、DVD 類	テレビ台の棚、棚
14	ゲーム類	テレビ台の棚、棚
15	娯楽用品	棚、車庫
16	食器類	食器棚
17	ユテンシル（スプーンやヘラなど）	台所の壁やキッチンカウンターの引き出し
18	鍋、フライパン	コンロ下のキャビネット、壁にかける
19	保存容器、耐熱容器、弁当箱	食器棚のキャビネット
20	調味料	キッチンカウンター上の棚、コンロ下のキャビネット
21	缶詰、乾物、ストック食品	食器棚のキャビネット、シンク下のキャビネット
22	食器用タオル、ふきん、エプロン	キッチンカウンターの引き出し
23	リネン類	タンスの引き出し、寝室内の棚
24	タオル類	洗面台や脱衣所の棚、タンスの引き出し
25	化粧品、薬類	洗面台の棚や化粧台
26	洗濯用品	脱衣所や洗面台下のキャビネットや棚
27	掃除用洗剤	洗面台下のキャビネット
28	ペットフード	台所内キャビネット

図表5

所有物のカテゴリーと最終保管・保存場所（台所）

	カテゴリー	保管・保存場所
1	食器類	食器棚
2	ユテンシル（スプーンやヘラなど）	台所の壁やキッチンカウンターの引き出し
3	やかん、ポット	キッチン台
4	鍋、フライパン	コンロ下のキャビネット、壁にかける
5	ボウル、ざる、バット	シンク下のキャビネット
6	包丁、まな板、はさみ	キッチンカウンター上の棚や引き出し
7	箸、カトラリー、箸置き、フォーク、ナイフ、スプーン	キッチンカウンターの引き出し、食器棚の引き出し
8	鍋敷き、トレー、コースター	キッチンカウンター上の棚や引き出し
9	保存容器、耐熱容器、弁当箱	食器棚のキャビネット
10	調味料	キッチンカウンター上の棚、コンロ下のキャビネット
11	お茶、コーヒー、紅茶類と関連用具	食器棚やキッチンカウンター
12	缶詰、乾物、ストック食品	食器棚のキャビネット、シンク下のキャビネット
13	食器用タオル、ふきん、エプロン	キッチンカウンターの引き出し
14	台所用洗剤	シンク下のキャビネット
15	プラスチック袋、ゴミ袋	キッチンカウンターの引き出し、ゴミ箱の上の棚
16	ゴミ箱（生ゴミ、燃えるゴミ、リサイクル、不燃物）	台所内の床

は中身の写真を撮り、貼っておくのもお勧めです。そうすることで中身を確認しなくても、なかに何が入っているかがわかります。大きなゴミ袋も用意しておきましょう。

119ページ～の「モノと上手に別れる方法」を参考に、それぞれの「行き先」を考え込まずに決めていきます。そして、その日の仕分けを終える前に、ケースに入れたモノやカテゴリーごとの〝山〟を必ず片づけるようにします。これは「ゴミ箱」「リサイクル用」「寄付用」「家族や友人用」「売却用」の5つのどこかに必ず区分します。

もし、保管・保存したいモノが大量になってしまった場合は、それを片づける準備が整うまで置いておく「中間保存できる一時置き場」を作ると便利です。

もちろん、中間保存した場所は、あくまでも一時置き場ですから、最終保管場所に移動させなければなりません。

保管作業はまとめてやると億劫になり、結局段ボールに入れたまま……という望まない状況も起こりがちです。できるだけ仕分けと処分作業をしてから、保管作業を行うことをお勧めします。

1日の作業時間を決めておいたほうが、スムーズに進むことが多いようです。流れとしてはこんなふうになります。

取り組む時間になったら、決めた時間（30分、60分など）にアラームをセットしてはじめる

←

決めておいた取り組む場所で作業をはじめる

←

それぞれのモノ（アイテム）の「行き先」を決める（仕分けと分類）

←

「行き先」の段ボールやケースに入れる

←

分類したアイテムを「一時置き場」か「最終保管・保存場所」に移動する

←

「一時置き場」に置かれたモノを「最終保管・保存場所」に移動させたり、ゴミ収集日や資源物収集日に出せるようにする

ステップ④維持…モノを減らした状態をキープする

目指していた状態になったあと、それを維持することは、誰にとってもなかなか難しいものです。

ダイエットに成功しても、油断したり時間が経ったりしてしまうとリバウンドすることがあるのと同じように、一度モノを減らして片づいた状態になっても、それをキープする習慣ができていないとリバウンドしてしまいます。

ではこれから、それを防ぐ方法をお伝えします。

毎日の行動をルーティン化する

整理した状態をキープするために、毎日行うルールを作りましょう。お勧めのルーティンをいくつか紹介します。

・買い物から帰ってきたら、1時間以内に所定の位置に保管する

食品は冷蔵庫へ、日用品は保管・保存している場所に片づけます。

特に食品は、買ってきたら30分以内に冷蔵庫に入れます。そんな当たり前のことを、と思うかもしれませんが、実際にためこみ状態にある人は、床の上に買ってきたキュウリが置かれ、そのうち腐ってしまう、といったことも珍しくないのです。

食品以外のモノも、買い物から帰ってきたら、そのまま置きっぱなしにはしないでください。所定の場所に入れて片づけるようにしましょう。

・毎日届いた郵便と紙類を仕分ける時間を作る

毎日届く郵便物は、放っておくとどんどんたまってしまいます。帰宅時に、郵便ポストから出したらすぐに仕分けを行うようにします。

例えば、郵便を受け取ったら、不要なモノはゴミ箱へ、必要はモノは保管用のファイルへ、という具合です。保管用のファイルに入れたモノは、いつまでも整理を先送りしないように、あえて薄めのファイルや小さい箱を選び、週1回取り出して、不要なモノは処分していきましょう。

・毎日仕分けをしたあとに、自分にごほうびを与える

人は、何かごほうびがあるとわかると特定の行動を起こしたり、続けやすくなります。決めた作業を達成したあとで、大好物のスイーツを食べたり、お気に入りのDVDを観るなど、好きなことをする時間を持つようにしてもいいでしょう。

・毎週同じ時間にゴミ出しする

ゴミ出しの習慣化です。燃えるゴミ、燃えないゴミ、ペットボトルや缶類などの資源物など、ゴミの仕分けをし、それらを出す曜日も把握しておかなければなりません。目につくところにゴミ出しの日がわかるような紙を貼っておいたり、カレンダーに記入しておくのもいいでしょう。

・毎日食器を洗い、朝起きたときはシンクがきれいな状態にしておく

朝起きて、シンクに汚れた食器が山積みになっていると、気持ちもどんよりします。毎日その日のうちに食器を洗う習慣をつけておくと、一度に洗う量も少なく、気分よく朝を迎えられます。

・週に1回は洗濯をする

家族の人数によっても違うので、頻度は変えて構いません。ただ、洗濯物をためないためにも、最低でも週に1回は必ず洗濯をするようにしましょう。

・使い終わったら、使用したモノはすぐに片づける

使ったモノは置いたままにせず、すぐに片づける習慣をつけるだけで、片づいた状態がキープされる確率がぐんと上がるはずです。

片づいた状態を維持するコツ

モノの処分にはエネルギーが必要です。そのため、できるだけそのエネルギーを消耗しないで済むように、日頃からモノとのつきあい方を変えていく工夫をしてみましょう。

モノを減らした状態をキープするために必要なルールには、以下のようなものがあります。

・取り出したら、もとに戻す
・開けたら、閉める
・脱いだら、掛ける（あるいは脱衣所のカゴに入れる）

・使ったら、掃除する（きれいにする）
・落としたら、拾う

まるで親が子どもに教えているようだと思われる人もいるかもしれません。しかし大人でも、社会で活躍している人でも、これを当たり前のように行い続けることができる人は、どれくらいいるでしょうか。

これらを確実に続ければ、片づいた自宅で毎日過ごせるでしょう。

また、リマインダーとして役立つようであれば、こういったシンプルな文言を書いたメモを、家の目につくところに貼っておき、習慣化しやすくすることもできます。

モノを保管する期間を決め、それを過ぎたら捨てる

ステップ②の「整理整頓・処分」でも触れましたが、モノを保管する期間をあらかじめ決めておき、それを過ぎたら処分するようにしておくと、モノが大量に増えることがあり

ません。特に紙類には、特別な留意が必要です。

人によって多少の違いはあると思いますが、参考までに、紙類の保管期間の目安を紹介しましょう（図表6参照）。

自分の家のなかを写真に撮り、客観視する

モノが減り、ためこみ状態をコントロールすることができたら、まずその自分を素直に認めましょう。そして、家のなかをスマートフォンなどで撮影し、客観視してみます。

抵抗感を抱くかもしれませんが、片づける前の状態の家のなかも撮影しておき、比較するとよりわかりやすいと思います。

どこがよくなっているのか、よくなっていないのは何か、冷静に見てみます。

まだやるべきことが残っているならば、改善していきましょう。

きれいな状態がキープされていると、これ以上汚したくないと思います。それと同じで、再びモノが置かれた状態になると、「散らかっているし、ここに1つくらい置いてもいい

図表6 紙類の保管期間の目安

1年間

・給与明細
・入金伝票
・銀行やクレジットカードの毎月の明細書など

1カ月間

・クレジットカードで支払ったレシート
・少額の買い物のレシート
・引き出し伝票、預金伝票など
（毎月の通帳記入やインターネットなどで確認したら捨てる）

無期限

・税申告書
・家具など大きな買い物のレシート
・家や土地に関する書類
・遺言書や信託書類など
＊すべてのモノを無期限に保存する必要はありません。

6年間

・源泉徴収票
・売り上げなどの税報告書
・その他、確定申告関連の書類（青色申告は7年）
・クレジットカード、仲介手数料、投資信託の年度末の報告書などか」となり、またそこにモノの山積みができていきます。散らかった状態は散らかりを呼び寄せるのです。

そうならないためには、モノを出したらもとの場所に戻し、出しっぱなしにしない、ということが大切です。

そして可能なら、自宅に友人などを招いてみましょう。部屋が散らかっていたときは当然、誰も招きたくなかったでしょう。でもある程度片づいていれば、誰かを家に招待してもいい状態になっています。また、そのこと自体が、さらに部屋をきれいにすること、整理することのモチベーションを高めてくれるのです。

コンピュータやスマートフォンのためこみを防ぐ方法

次に、「デジタルためこみ」の対処法をお伝えしておきます。

デジタルためこみは、室内のためこみのように人に気づかれにくいだけでなく、困るのは自分だけなので、よほどのことがない限りどんどんデータ類などがためこまれていきます。

しかし、確実に作業効率が落ちますし、仕事で使用している人は業務にも支障があるのはもちろん、ストレスもたまっていくはずです。

①メール受信トレイ

メールの対応は個人差が大きいものですが、毎日メールを受信トレイから削除するためにも、2分以内に返信ができるものはすぐに返信しましょう。返信に2分以上要する場合は、進行中のフォルダーを作って入れておきます。それでも、できるだけその日のうちか翌日には返信するようにしましょう。

②古い書類(ドキュメント)

保存している書類の半分を削除しても、少々不安に思うものの、困ることは起こりにくいでしょう。

完全に削除をしたくない場合は、アーカイブス・フォルダー(書庫・保存記録)を作成し、ここに移動します。これで日常的に使用しているフォルダーはクラッター状態にならないでしょう。

③古いソフトウェア、プログラム、アプリケーション

アンインストールは、ショートカットを削除する方法とは異なります。ショートカットを削除するだけではメモリの空き容量が増えるわけではありません。

古いソフトウェア、プログラム、アプリケーションをアンインストールすることで、ハードドライブ上のスペースが空きます。

④デスクトップ上のアイコン

乱雑な机の上をきれいにすることと同じように、できる限りデスクトップ上のアイコンを削除します。

きれいなデスクトップはきれいな机と同じように、作業しやすく、また作業に集中しやすくなります。

⑤デスクトップの背景

好きな背景を使って気分よく作業することも大切ですが、できるだけシンプルな背景にしましょう。視覚やこころを乱さない背景は、想像以上に生産性や注意力を高めます。

⑥フォルダー

フォルダー管理も、モノのカテゴリー分類と同じですから、苦手な人もいるかもしれません。

保存してある必要なドキュメントを毎回探すことに時間を費やしたり、大変であれば、適切なフォルダー管理が必要になります。「新しいフォルダー」のままでフォルダー名がつけられていない場合は名称をつけ、何も保存されていないフォルダーは削除します。

⑦写真

アルバムにうまく撮れていない写真を貼ることはありませんよね。それと同様に、目的のない写真を保存することはやめましょう。

ハードドライブに空きスペースがあるというだけで、撮ったものをすべて保存しておく必要はありません。質の低い写真を一緒に保存しておくと、必要なときに質の高い写真を探すのに時間がかかってしまいます。画像の取り込みをする前や取り込み中には、質の低い写真を削除するようにしましょう。

また、写真を整理する時間も、旅行や出張後の特定の時間内に行うことをルーティン化するようにします。

⑧ 音楽や映画

音楽や映画を楽しむ人も多いでしょうが、コレクションしているものが乱雑にならないように、アーティストやタイトル順、独自のカテゴリー別に分類します。同時に未使用のものは削除しましょう。どうしても削除しにくい、したくない場合は、必要なときに手動で取り出せるように、別のフォルダーに移動しましょう。

⑨アクセスする回数

ログオンする回数を減らしたり、1回のアクセス時間を制限することも、対応の1つになります。

⑩フェイスブックなど（SNS）の友人

フェイスブックなどSNS上の友人が多すぎると、逆に大切に思っている人と関係を維持するのが難しくなります。

学生時代の友人の日常生活を知ることは興味深いことかもしれませんが、絶え間なく流れてくる情報を見ていると、家族など大切な人たちとの時間を減らしてしまうことになります。最初は古い友人たちの何人かが参加するなど、久しぶりの再会で楽しいこともあるかもしれませんが、現実の生活を意識することのほうがずっと大切です。

SNSは時間を有益に使いにくくする可能性が高まります。

参加するグループ、ゲームのプレイ回数、コメントする人、チャットの回数などを減らしましょう。

⑪ツイッター

ツイッターは、マーケティングの手段として、友人との連絡に、同僚とのやりとりに、あるいは自分の好きなSNS情報やニュース、個人的な最新の出来事の発信など、人それぞれさまざまな目的で使用しています。しかし、

・多くの人をフォローしない

・つぶやきすぎない（常にツイッターにアクセスしない）

ようにしましょう。

1日にアクセスする回数や時間を減らすようにしたほうが、時間を最大限活用しやすくなります。

⑫RSS購読

RSS購読とは、ニュースやブログなどの更新情報配信のことですが、更新していないもの、今の生活に関係のないものを読まないようにするなど、効率化を図りましょう。

⑬ インターネット・ブックマーク

不要なブックマークを削除しましょう。マウスの右側をクリックして削除するだけです。残りのブックマークは、フォルダーを作って手早くアクセスできるシステムを作ります。

⑭ 古い連絡先情報

不要になった連絡先を削除し、必要な連絡先を更新しましょう。連絡先のフォルダーは効果的に使いましょう。連絡する頻度は個人差がありますが、年に1回は連絡先情報の整理を行うことを考えてみましょう。

⑮ パスワード

セキュリティーのために、アカウントごとに別々の独自パスワードを設定すると、覚えておくのが大変です。人によって考え方は違いますが、安全に管理できるのなら、パスワードの数はできるだけ少なくするようにしましょう。

⑯メールマガジン、ニュースレターなど

役立たないニュースレターや広告の購読は中止します。送信されたものを削除するだけでなく、購読中止をすることをお勧めします。画面の下のほうにある「配信停止（解除）」をクリックすると、ほんの数秒で手続きが終わります。毎回削除する小さなストレスもなくなります。

⑰Eメールアカウント

仕事とプライベートの2つのEメールアカウント以外を必要とする人はあまりいないと思います。管理も大変ですから、アカウント数を減らすことも考えてみましょう。

⑱一時インターネット・ファイル

以下のような手順で削除しましょう。

【コントロールパネル】→【インターネットオプション】→【全般】→閲覧の履歴を削除

⑲インターネット・ホームページ

インターネット設定画面で政治関連やスポーツ、エンターテインメント関連のニュースなどに、1日どのくらいアクセスしていますか？

おそらく数えきれないくらい、画面に出ている他のページを見ているのではないでしょうか。インターネットの検索エンジンをGoogleに変更しましょう。注意を引くような見出しが一切出てこないため、ネットサーフィンの時間も減り、作業効率がアップします。

⑳ディスククリーンアップ、デフラグ

ほとんどのコンピュータに共通している簡単な解決法です。

【アクセサリ】→【システムツール】→【ディスククリーンアップ】を選択します。これによって、ハードディスクの空き領域を増やすことができます。

㉑ケーブル

デスクトップ・コンピュータを用いている場合は、特にケーブル類が邪魔にならないようにしてください。〝ケーブルクラッター〟の解決は、思ったほど大変ではなく、お金もかかりません。

㉒アップグレード可能なデジタルデバイス（カメラ、USBメモリ、MP3プレーヤー、スマートフォン、外づけハードドライブ）

テクノロジーを最大限に活用しているならば、使っていない古いデバイスがあるでしょう。これらは知人に譲ったり、リサイクルに回すようにしましょう。

㉓CD‐ROMやマニュアル

プログラムで使用していないのであれば、CDを保管しておく必要はありません。同様に、マニュアルも不要です。紙類のクラッターを少なくするために、必要なマニュアルがオンライン（PDFなど）で読むことができるかどうか確認してください。オンラインで対応可能であれば、CD－ROMやマニュアルはすべて処分しましょう。

これらを実行するためには、ある程度の整理する時間が必要になります。最初の取り組みには思い切って長めの時間を充ててみる、あるいは23項目のなかから1つずつ対応するなど決めて行うことを考えてみてください。

自閉スペクトラム症や注意欠如・多動症のためこみ行動の改善ヒント

最後に、自閉スペクトラム症（ASD）や注意欠如・多動症（ADHD）に伴うためこみ行動がみられたとき、それぞれどのように行動を改善すればいいのか、また周囲の人はどのように対応すればいいのか、そのヒントをまとめておきましょう。

なお、主に注意欠如・多動症の人向けのヒントになりますが、これらの方法は自閉スペクトラム症の人たちにも活用できます。

①取り組むことを小さく設定する

「すべてきれいにしないといけない」とか「ためこまないようにしないといけない」など、あまりにも多くのことをやろうとすると、脳は取り組むことすら回避しようとしてしまいます。そのため、課題を小さくして取り組みやすく、かつ達成しやすいようにするといいでしょう。

②「課題」と「プロジェクト」の違いを理解する

1つの棚や引き出し、居間の右手前のコーナーというように、場所を決めて取り組んでいきます。このとき、行うことを小さなステップに分けることが「課題」で、決めた場所ごとに整理していくことが「プロジェクト」になります。

③モノを手放す決断を促す

棚か引き出しの1つ、あるいは部屋のスペースの一部を選びます。選んだ場所にあるモノを1つひとつ見て「これは私にとって本当に必要なモノ?」と問いかけ、残すモノ、手放すモノを見極めていきましょう。そのモノと別れがたいなら、捨てる前にモノの写真を撮っておくのも1つの方法です。

モノを他の人が使える可能性があれば、それをもらって喜んでくれる家族や友人に譲ることを考えます。寄付やリサイクルに回すのもいいでしょう。

④新しい対応の仕方を工夫する

モノの「行先」を決めるときや実際に片づけていくとき、特定の手順を踏まないとできなかったり、決断しにくい場合は少なくありません。

タイマーを使って時間を制限したり、習慣化されているやり方に陥らない対応も必要です。

⑤ポジティブな結果をイメージする

きれいに片づいた部屋に足を踏み入れた瞬間をイメージしてみましょう。そんな部屋に人を招いたら、どんなに楽しいでしょうか。また、家族はどんなに喜ぶでしょうか。

それを成し遂げるための手間や苦労に意識を向けるのではなく、快適な生活が送れることに意識を向けましょう。その過程では完璧を目指さず、一歩一歩前に進んでいくことを大切にします。過度に緊張しているようであれば、力を少し抜いてからスタートしましょう。

⑥具体的な片づけ計画を立てる

どの部屋を片づけるかを決めて、具体的な課題をリストにします（整理する棚やモノなど）。優先順位をつけることが難しい場合は、片づくと最も快適になる場所、あるいは現在最も使い勝手がよくない場所を選びましょう。

⑦整理整頓をルーティン化する

日々の生活では、やりたいことや、すぐにやらなければならないことが起こるものです。片づけを行う時間や曜日などを、あらかじめスケジュールに組み込んでおきましょう。そして、どこを片づけるかをできるだけ具体的に計画しておきます。

⑧片づけたくなる雰囲気を作る

「○○すべき」と考えるとたんに気が重くなるかもしれません。楽しみながらできる雰囲気を作ることが大切です。照明を明るくし、根《こん》を詰めずに、取り組む時間を決めて、それを行ったら必ず休憩を入れるようにしましょう。

⑨モノの目的にあった居場所を決める

モノのそれぞれの置き場所を決めましょう。寝具類であれば、寝室のタンスやクローゼットにしまうなど、使い勝手がいいように、使う場所の近くに置くといいでしょう。使う頻度の低いモノは、物置など離れた場所に保管します。

⑩新しいモノを手に入れる前に考える習慣をつける

例えば新しいセーターがほしいと思ったら、どうしてほしいのか考えてみてください。すでに持っているセーターでは不十分かを考えてみて、衝動買いを避けましょう。もう1

つ考えることに、収納スペースがあります。すでにいっぱいであれば、購入はやめましょう。

⑪ 1人で買い物に行かない、片づけない

家族や友人がいれば、1つのことにこだわってしまったり、客観的に見られないとき、助けてもらえます。買い物に行くときは同行してもらい、不要な買い物をしないように助けてもらってください。また、片づけるときもこころ強い助っ人になってくれます。ただし、「モノは全部捨てればいい」と考えている人と一緒に片づけるのは避けましょう。

第5章

「ためこむ人」のまわりの人へのアドバイス

――「片づける」「捨てる」よりも大切なこと

モメないためこみに「やってはいけない」こと

家庭で、あるいは会社や職場でモノをためこむ人に悩まされている方も多いと思います。この章では、そのような「ためこむ人」の近くにいる方へのアドバイスをまとめました。

家族や友人など、まわりの人の接し方はとても大切です。そのなかで、ためこみ状態の人たちに、やってはいけないことがあります。

まず、ためこみ症の可能性がある場合、家族など周囲の人はそれがどのようなものなのか、適切に理解することが必要です。本人は自覚がないことも多いので、「片づけろ」と言い合いになったり、無理解から強く当たったりしがちです。同居の有無にかかわらず、1日に何度も口論になることもあります。

モノを購入してくる、置き場所もない、クレジットカードも使い切ってしまう、日常生活を送る生活空間が使えない、経済的にも困窮してしまうなど、心身ともに常に圧迫感を感じて困っているご家族の気持ちも、痛いほどわかります。

ただそれでも、本書で説明してきたように、本人にとっては、その人なりの理由があってモノをためこんでいるので、まずはそれを理解してあげてください。

家のなかが乱雑になってくると、つい片づけてしまったり、あるいは掃除業者などに依頼して処分しようとしがちです。ですが、すでに説明した通り、ためこみ症の人の場合は、基本的に家のなかのモノを（家族であっても）人に触られることをとても嫌がります。

ですから、本人が不在のとき勝手に捨ててしまうということは、絶対にやってはいけないことの1つです。

本人の了解を得ずにこのようなことを行うと、自分のテリトリーが侵害され、裏切られたと思い、関係は余計にこじれます。それどころか疑心暗鬼になり、さらにモノをためこむようになることもあります。

処分してほしいと思ったら、まずは本人と話し合うことです。

本人がその状態を深刻に捉えていなかったり、認めていなかったりする場合は、かなり時間がかかるでしょう。

やはり、本人がその状態で困っている、何とかしたいと思っているなど、この状態と影響を意識しない限り、なかなか改善のための行動には移しにくいのです。

勝手に捨てない、片づけない

モノを処分するとなったときは、本人が捨てるか、本人の立ち会いのもとで行います。第4章で紹介したように、根気がいり、本人にとっても苦しい作業ですが、できれば一緒に「保管するモノ」と「手放すモノ」を1つひとつ仕分けしていきましょう。

もし家族と別居していたり、ひとり暮らしをしていたりする場合は、定期的に家を訪ねて、モノが増えていないかチェックしてあげてください。もちろん、監視するという意味ではありません。

そして、片づいた状態をキープできていたら、ぜひほめてあげてください。「きれいに片づいているね」「毎日きれいにしてくれて、ありがとう」という言葉をきちんと伝えることが、リバウンドしないためには重要になってきます。

一緒に暮らしている家族のスペースも本人のモノで埋め尽くされて困っていたら、強く訴えるのではなく、例えば「1週間以内に片づけてほしい」など、期間を決めて片づけてもらえるように頼みます。その期間内にそのスペースが使えるようにならなければ処分するということを、時間的に無理のない範囲で事前に、かつ冷静に伝えるのも、1つの方法です。

ただしこの方法は、専門家のサポートを受けて行うほうが効果的でしょう。

特に家族の場合に多いのですが、本来は、「モノを置かないでほしい」「モノを減らして、捨ててほしい」という状態に対して、「だらしない」「欲が深い（ほしがり）」「わがままで人のことを考えない」「片づける能力が乏しい」といった人格否定のような、きつい伝え方をしてしまうこともあります。

しかし本当は、ためこみ症の人たちは創造力が豊かで知的レベルも高い人が多いのです。直してほしいのはためこまれている〝状態〟であり、本人の〝人格〟ではないはずです。

困ったとき、どこに相談すればいいのか

外部にSOSを出すご家族もいますが、ためこみ状態は外からは見えにくい家庭のなかで起きていることなので、世間体に関する不安や、隣近所への恥ずかしさから、助けを求めない方も少なくありません。

また、大変な状況になっていても、ためこみ症という病気だとはとらえずに、助けを求めない場合もあります。あるいは、どこに相談していいのかわからないといったケースもあります。

ただ、ためこまれている状態は、火事になるリスクや転倒の危険性などもあり、子どもたちや高齢の方と同居している場合は虐待の可能性も考えられます。

また、何年も掃除をしていなかったり、悪臭を放つなど不衛生な状況になれば、隣近所にも影響を及ぼします。市区町村によっては、このような状態への対策条例があるところもあり、対応窓口もあります。保健所や保健センターが窓口になっていたり、高齢者であ

れば、地域包括支援センターも相談先として考えられます。あるいは精神科病院やクリニックに相談するのも1つの方法でしょう。

さらに、隣近所などの周囲の人たちも、簡単には手を出せない状況もあります。ためこんだモノはあくまでも私有財産だからです。家の外にまでモノがあふれない限り、何も言うことができないことも多いのです。

近所の人がたとえ何か言ったとしても、本人がまったく取り合わず、迷惑をかけてはいないと思っている場合、敵対関係になることもあります。テレビなどで取り上げられるような行政代執行が行使されるのはよほどのことですが、とても対応が難しいものなのです。

モノの処分は一挙にやるのが効果的

「ためこんだモノを処分する」ことは、言葉で言うのは簡単ですが、実際は大変な作業です。ためこんだモノを処分する際の大原則が3つあります。繰り返しになりますが、改めてお伝えしましょう。

①処分するときは本人の立ち会いのもとで行う
②（周囲の人が手伝うことはあるものの）必ず、本人の同意のもとで行う
③本人が不在のときには勝手に手をつけない

しかし、ためこんでいる本人が1人で処分に対応するのはとても難しいことです。本人が処分の必要性を実感して、一度決意したとしても、これまでお話ししてきたように、さまざまな理由から決意が揺らいだり、疲れてしまったり、これまでためこみ続けてきたような対処の仕方に逆戻りしてしまうことは、よくあることです。

ためこんだモノを処分するときの最も大事なポイントは、一気にやることです。まさに「一掃」という言葉がぴったりです。

例えば週末ごとにやるなど、何日かやって日を置いてまたやって……というやり方はお勧めできません。

もちろん、ものすごい量のモノであふれていますから、1日では終わらないでしょう。でも、期間を決めて一挙にやります。

一挙に行うと、まず視覚的な効果が高まります。「きれいになった」「片づいた」「モノがなくなって暮らしやすくなった（動きやすくなった）」といったことが目で見て明らかにわかるのです。

視覚的な効果を得やすくするためにも、変化がわかりやすいところからはじめるのは効果的です。

よく「片づけ方」を指南している本などでは、書籍、衣類、食器など、アイテムごとに片づける方法が紹介されています。これも1つのやり方ですが、視覚的に変化や改善がわかりにくく、モチベーションも低下しがちです。

例えば部屋が3つあったとしたら、ためこんでいる人は3つの部屋すべてに書籍があり、衣類があったりするでしょう。そのため、たとえ書籍だけを集めてきて処分ができたとしても、視覚的にはまったく片づいたようには見えません。変化がわからないと、疲れてしまい、やる気もそがれてしまいます。

お勧めの方法は、「場所ごと」に手をつけることです。それも、「リビング」などの分け方では広すぎますから、「キッチンのガス台」「リビングのテレビの右側のコーナー部分」など、かなり狭い範囲に限定して仕分けをはじめます。すると「キッチンのガス台がきれいになった」「モノがなくなった」と、視覚的な効果が得られやすくなります。

またもう1つのコツは、できるだけ「処分する（捨てる）」ことです。

第4章でリサイクルや寄付もお勧めしていますが、大きな家具や家電など処分するモノが大がかりな場合、リサイクルや中古品として売ることを優先してしまうと、決断を実行しても、その結果が出るまでにタイムラグが生じやすく、もとの状態から変化しないことにもなりかねません。加えて、もし売却して収入を得ようとしても、期待するような金額にはならないでしょう。

家族や友人だからできることがある

ためこんでいる人を身近で見てきたご家族や友人、あるいは同居して実際に「迷惑をかけられてきた」と思っている方は、つい文句を言いたくなったり、指図したくなったりしてしまうでしょう。

しかし本人が変わろうとしているなら、ぜひサポートしてあげてください。

本人にとっても、今までの孤立した状態からサポートを得ることはなかなか難しいことなのですが、今の状態を「新しい生活」に変える意味でも、これがチャレンジの1つです。助け合って、ぜひ改善していくプロセスを援助してくれる「コーチ役」になってあげてください。

コーチ役としてできることを挙げておきましょう。このなかから少しでもいいので、できることをしてみてください。

・目の前の課題に集中することを助ける

ためこみ状態の人は、モノを減らそうとしているとき、そしてどうすればいいのか決断をしようとしているとき、気が散ってしまう傾向があります。そんなときは、今何をすればいいのか、やさしく思い出させてあげてください。そうすると目の前の課題に集中しやすくなります。

逆に、1つのことに集中して何時間も続けてしまい、疲れてしまうこともあります。こうなると継続していくことが難しくなりますので、休憩を入れる声掛けをしてあげるのも大きな助けになります。

・情緒面でもサポートをする

「大変な作業をしているんだね」「どれだけ大変な決断をしようとしているかわかるよ」「迷っているんだね」など、共感する言葉をかけ、できるだけやさしく接してあげてください。ためこみ状態の人は多大なストレス状態にあるので、思いやりのあるサポートが必要です。

・決断することは助けるが、代わりに決断しない

処分するかどうか迷っているときは、その考えや発言に耳を傾けてください。しかし決して、代わりに決断はせず、本人にそれぞれのアイテムについて考え、結論を出してもらいましょう。

・モノを運び出すのを手伝う

多種多様で大量にモノをためこんでいるので、1人ですべてを処分しようとすれば、大げさではなく1年以上の年月がかかってしまいます。これでは途中で挫折してしまいます。ぜひ、一緒に自宅からモノを運び出すのを手伝ってあげましょう。

・モノを入手しないように外出に付き添う

ためこみ状態の人が外に出るときは、モノを入手したい衝動と闘っていることが少なくありません。この誘惑と闘うのを助けるためにも、外出するときには一緒につきあってあげるのもいいでしょう。

・忍耐強く見守る

ためこみ状態にあるその人自身が、どのような気持ちでモノと向き合っているのか、周囲の人には理解しがたいことが多いものです。しかし、本人でさえよくわかっていない場合も少なくありません。イライラすることもあると思いますが、できるだけ忍耐強く見守ってあげることが大切です。

引っ越ししても解決にはならない理由

周囲の方々のなかには、よく、「いっそのこと引っ越ししてしまえばモノが減らせるのでは」と言う人がいます。

でも結論から言うと、引っ越すことは実はあまり効果がありません。

逆に言えば、引っ越しがモノを処分するいい機会になるような人は、ためこみ状態にはなりにくいでしょう。

もちろん、ためこみ状態にある本人が、心底、生活を改善したいと考えているのなら、効果はあるかもしれません。

「キッチンで料理できるようにしたい」「リビングをみんなでくつろぐ空間にしたい」「浴

室や洗面所を気持ちよく使えるようにしたい」「寝室をきれいにして、ゆっくり眠れるようにしたい」といったように、それぞれの部屋を、本来目的としていることのために使われるように一新したいという強い思いがなければ、難しいでしょう。

特にためこみ状態にある人は、強い動機がなくても引っ越しをするとなれば、処分するかどうかの決断がとても難しいので、大量のモノを段ボールにすべて入れてそのまま引っ越すだけです。そうなれば、引っ越し先でも変わらず、段ボールに囲まれた生活を続けます。

たとえ引っ越ししても、モノの入手や整理、処分、そして保管に関して何ら変わりなく生活を送るのであれば、またすぐにモノであふれてしまいます。

ためこんでしまう人は、どんなに広い部屋に引っ越しても同じです。広ければそのスペースの分、そこにモノが増えるだけで、結局片づかないのです。

「ためこまない生活」に変わるきっかけ

では、モノを処分したいという考えに切り替わるようなきっかけはあるのでしょうか。

誰でもそうですが、人がこれまでの取り組み方や行動を変えようとするとき、いくら新しい行動の仕方を学んでも、意識しなければすぐにもとの状態に戻ってしまうでしょう。

それに加えて、その人からすれば、モノと向き合う、決断するという、自分にとっての〝苦痛〟を回避できる毎日を送っているのです。

この状態を変えようとするには、非常に強いモチベーションが必要になるでしょう。

繰り返しになりますが、ためこみ症の人の場合、困っていても認めにくいでしょう。それに、まわりからいろいろと口うるさく言われると、「なぜそんなにうるさく言うのか」「言われるほどひどくない」「家は少し片づいていないかもしれないが、他の家だって同じようなものではないか」などと思う人もいます。

いずれにしても、現状への認識が不十分な人がかなり多くみられます。ためこみ症の人が変わるきっかけは、本人が困っているかどうかにかかっています。本人が困っていなければ、いくらまわりが「モノを減らしてほしい」「モノを処分してほしい」と言っても、効果はありません。

その人自身が変わる理由としては、以下のようなポジティブな理由とネガティブな理由があります。

〈ポジティブな理由〉

・自分の家で快適に過ごしたい
・子どもたちに快適な生活環境を提供したい、そのための手本となりたい
・モノの入手をコントロールできたら、もっとお金が貯まる

〈ネガティブな理由〉

・ためこんでいるモノのために、自己嫌悪に陥ることが多い
・ためこんでいる状態のために、対人関係や社会的活動がうまくいっていない

・家族とためこむことについて、口論ばかりしている
・モノがあふれて山積みの状態なので、危険を感じている
・法的な問題に対処しなければならない

また、大災害などの大きな出来事によって、モノとの向き合い方が変わる場合もあります。

モノを持たない生活を漫画にして話題になった『わたしのウチには、なんにもない。』(KADOKAWA刊)の著者である、ゆるりまいさんは、2011年の東日本大震災を経験したことから、モノをたくさん所有する生活を変えました。

家のなかをきれいにすることは、命を守ることに通じる、と痛感したようです。多くのモノを持つと、モノは凶器に変わります。そしていざ避難しようとしても避難できなくなったり、大切なモノがどこにあるのかわからなくなってしまいます。

このように命を左右する大きな出来事を経験することで、変わるきっかけもあるでしょう。

「親の実家の片づけ」のヒント

最近になって、実家の片づけが注目されています。たまに実家に帰省すると、部屋がいつもより散らかっている、掃除が行き届いていなくて驚いた、という声はよく聞きます。片づけてほしい、モノを減らしてほしいと息子さんや娘さんが頼んでも、高齢になった親御さんが聞く耳を持たず、一向に片づけが進まないという悩みも聞きます。

また、高齢になった親御さんが施設に入所することになった、子どもの自宅の近くに引っ越すことになった、入院することになった、あるいは亡くなったなどの理由から、実家の片づけに直面し、その大変さに直面されている方もいるでしょう。

私が最近聞いたお話ですが、高齢のご夫婦に介護が必要になり、娘さんが実家の押入れを久しぶりに開けたところ、大量のトイレットペーパーが並んでいてびっくりされたそうです。

驚いてお母さんに訊くと、自動車の運転免許を返上してしまい、近所のスーパーまで徒歩で買い物するのは大変で、週に1回買い物に行くのがやっとのこと。そこでトイレットペーパーが安売りされているたびに購入していたら、知らないうちにたまってしまったというのです。

介護のため引っ越しするにあたり、ご両親を説得し、大量のトイレットペーパーの半分以上は捨てたそうです。いくらトイレットペーパーは腐らないといっても、古いトイレットペーパーの紙質はゴワゴワになっていましたし、引っ越し先は以前より部屋が狭いので、限られた収納スペースを有効活用するためです。

トイレットペーパーに限りませんが、使い切る前にどんどん購入してしまうと、このようなことになってしまいます。今後は、「12個入り2袋以上の購入をしない」「残り1袋になったら、予備の1袋を購入する」と具体的に約束したそうです。

このような場合はまず、モノをためこんだご両親を責めないことがポイントです。

ご両親の思いや、買い物が大変だったという状況を理解したうえで、片づけを手伝い、長期間保存したトイレットペーパーは紙質が古く使えない理由も説明し、ご両親の理解を得て新しいルールを導入することが効果的でしょう。

ちなみにためこみ症の場合は、説得しても捨てさせてくれないので、捨てることに応じてもらえている場合は、ためこみ症とはいえません。

このように高齢者の場合は、ためこみ症まではいかないまでも、思いの外モノをためこんでいます。今の高齢者の世代は、働き盛りに高度成長期を過ごされてきて、モノがあること＝豊かさの象徴だった影響があるのかもしれません。

ただ、娘さんや息子さんたちに言わせれば、「片づけるほうの身になってほしい」「(子どもだけで片づけるには限界があるため）業者に入ってもらうとお金がかかって大変」などの悩みや心配があります。

実は高齢者にとってハードルが高い「終活」

終活に向けて、「残された家族に片づけをしてもらいたくはないが、何をどう片づけていいのかわからない」とおっしゃる高齢者もいます。

高齢者のなかには、片づけること＝死ぬことと考えている方もいます。モノを処分してきれいになるということは、自分の死を意味することだからです。

頭では多くのモノを片づけたほうがいいと思っていても、いざ処分しようとすると、さまざまな思いや感情が湧き上がってきて、片づけが思うように進みません。高齢者のためこみ症でも、最も大変なことは処分することです。

片づける気持ちはあっても、片づけが思うように進まない、あるいはできない状態です。このようなときは、一度、モノが象徴していることを考えてみるのも1つの方法です。

例えば、

・「もったいない」↓処分する自分は「よくないことをしている」のだろうか？

・「いつか使える」↓モノを大切にしたい、では大切にしないとどうなるのだろうか？
「いつか」はいつくるだろうか？

・「もしあとで必要になったときにないと困る」↓そうなったら不安だけど、どうなるだろうか？　そのとき高額のお金がかかるのだろうか？　かかるとしたらどれくらいだろうか？

・「自分の一部を失う感じがする」↓楽しかった時間や大切な思い出がなくなってしまうのだろうか？

・「きれいにすると、自分がなくなる感じがする」↓モノが存在感を感じさせるから、それを処分することは自分がなくなるように感じるのだろうか？

といったような具合です。

お子さんのほうは、こういった高齢の親御さんの複雑な思いも理解したうえで、日頃からオープンに話し合える関係だと理想的です。

高齢でも心身ともにエネルギッシュな生活を送っていらっしゃる場合には、家具やモノの処分も行いやすいかもしれませんが、重いモノを持てなかったり、健康面に心配な症状があったりすると、何をどこから処分するかは、それだけで一大プロジェクトになります。

逆に、動くことが億劫になり、座ったままで使うモノのほとんどに手が届く状態にしておきたい方もいます。かなり多量のモノに囲まれた生活ですが、この方にとっては毎日の生活を動かずに送りやすくするためです。

別居しているにしろ同居しているにしろ、どこかでモノに対する思いの確認や望んでいること、希望の確認ができるとベストです。処分することに同意を得た場合は、処分するためのスケジュールや方法を決める必要があります。処分にかかる期間（時間）、回数、人手、回収方法・処分手段などを具体的に決めていきましょう。

とはいえ、現実はなかなかうまくいかないものです。話し合いができない場合は、結果的に親御さんが病気になったり、他界されたりしてから対応することになるかもしれません。

モノが少ないことは「望ましい」こと？

さまざまな片づけ本が出ており、最近は「少ないモノで暮らす」ことをテーマにした情報や書籍が多くの人に受け入れられているようです。

またミニマリストなどにみられる「モノを持たない暮らし」は、もはや生き方として認識され、理想的な暮らし、憧れの暮らしであるかのように紹介されることもあります。

モノが少なく、片づいていることは、ライフスタイルの1つとして望ましい形かもしれません。しかし、逆に片づけができていない人を無条件にだらしないといって責めたり、片づけられない人が「自分はダメだ」と自己嫌悪に陥ってしまう風潮になっているような気がします。

片づけができる人、整理整頓されている部屋に住んでいる人が高く評価され、片づけられない人や片づけない人はだらしない人、おかしい人とレッテルを貼りがちな今の世の中が、逆に少し行きすぎているように思えることがあります。

本書でお話ししてきたように、周囲からも家族からも責められることが多い「ためこみ症」の人にも、その人なりの理由があります。

モノをためこんでしまう人に、家族や周囲が「片づけろ」と言うことは簡単です。気がかりなのは、そういった周囲の人たちの「私たちは正しいことをしている」という思い込みが強くなってしまうことです。

ブログやインスタグラムなどで個人の生活が見えるようになったことも関係しているのかもしれません。これらの手段でその人の生活を見せていることを否定はしませんが、ブログやインスタグラムなどのように自己アピールでき、即フィードバックがあり、承認欲求が満たされる便利なツールがあるからこそ、写真や動画などを見せられない人が「自分はダメだ」と自分を責めてしまうのかもしれません。

一見素敵な暮らしをしている人でも、撮影するためにきれいに片づけているでしょうし、片づいていないところを見せていないだけかもしれません（もちろん、本当にきれいにされている方もいると思いますが）。

今は情報にあふれ、容易に他の人たちの暮らしぶりが見えてしまうので、その分、不安をはじめ、さまざまな感情を抱きやすいのでしょう。なかには競争意識が高まり、「もっと」「よりよく」「まだまだ」と、人との比較が過度になり、エスカレートしやすくなることもあるのかもしれません。

しかし、便利な暮らしには多かれ少なかれ、モノが必要です。

例えば料理1つとっても、多忙を極める毎日の生活のなかでは、モノを利用することで格段に効率がよくなります。

また、シャンプー1つとってみても、もし家族1人ひとりの好みが違い、好きなものを使用したい場合は、人数分のシャンプーが必要になります。ひとり暮らしの場合はできても、一緒に生活を送る人たちがいれば容易ではないこともあります。でもそれは、ごく当たり前のことですし、ぜいたくだと責められることでもないでしょう。

いろいろな情報が飛び交っていますが、私たちはそういった情報に振り回されず、自分、そして家族にとってちょうどいい量のモノとつきあうことが大切なのではないでしょうか。

モノとのつきあい方は変化していく

最後に、モノを所有することについて考えてみたいと思います。

私たちは乳児の頃から、おしゃぶりや哺乳ビン、タオルや毛布、母親の声や抱かれたときの身体的感触など、自分以外のモノで満足したり落ち着いたり不安を軽減したりしていきます。ぬいぐるみや玩具、人形などで新しい使い方を発見したり、思うように音を出したり動かしたりしながら成長していきます。

これは「自律」と「自立」の発達に不可欠です。自分らしく生きていくためには、必要なときに必要なモノを使いますが、生活必需品だけでなく、自分だけのモノも必要です。そして一生を通して、モノとの関係は変わっていくものです。

流行しているモノ、同級生の多くが持っているモノなどの所有を求める時期、12色全カラーを所有したい時期、多くのモノをフルセットで揃えたい時期、高価なモノを所有したい時期などから、所有するモノや数を減らしていきたい、あるいは減らすことを意識する時期など、成長するそれぞれの段階で変化します。

その時々で使えるスペースの影響も受けますが、広く何部屋もある自宅をいつまでも所有し続けたいとは思わなくなるのではないでしょうか。こうした心境の変化も、モノとのつきあい方を変化させていきます。

便利なモノ、美しいモノ、楽しさをもたらしてくれるモノなど、多くのモノに囲まれている現代の日本で、改めて、あなたにとっての所有物が意味するものを一度考えてみませんか？

これまでのかかわり方を変えることは容易ではありません。さまざまなことへの不安も伴います。そんなとき、身近にある1つひとつのモノを、あなたの生活をあなたらしく送るために活用できるように、本書を役立てていただければと思います。

［引用・参考資料］

第２章
https://www.additudemag.com/hoarding-help-adhd-adults/

第４章
https://www.becomingminimalist.com/25-areas-of-digital-clutter-to-minimalize/

https://zenhabits.net/a-minimalists-guide-to-using-twitter-simply-productively-and-funly/

第５章
『わたしのウチには、なんにもない。』（ゆるりまい、KADOKAWA）

ためこみ症の専門家がいるカウンセリングセンター、医療機関

ＢＴＣセンター東京……………………	☎03-6264-2776
ＢＴＣセンターなごや………………	☎052-887-5390
九州大学病院精神科神経科外来……	☎092-642-5640
カウンセリングルームさくら（新潟）……	☎025-211-2570

著者紹介

五十嵐透子〈いがらし とうこ〉

上越教育大学大学院心理臨床コース教授。
専門は臨床心理学。
精神力動的アプローチを主としながら、対象の方に合わせた統合的な心理療法を行っている。臨床心理学の分野でためこみ症の研究に携わり、『片付けられない自分が気になるあなたへ』（金剛出版）などの翻訳も手がける。
著書に『リラクセーション法の理論と実際』『自分を見つめるカウンセリング・マインド』（医歯薬出版）などがある。

片《かた》づけられないのは
「ためこみ症《しょう》」のせいだった!?

2019年8月5日　第1刷

著　　者　五《い》十《が》嵐《らし》透《とう》子《こ》
発 行 者　小澤源太郎

責任編集　株式会社 プライム涌光
電話　編集部　03(3203)2850

発 行 所　株式会社 青春出版社
東京都新宿区若松町12番1号 〒162-0056
振替番号　00190-7-98602
電話　営業部　03(3207)1916

印　刷　共同印刷　　製　本　大口製本

万一、落丁、乱丁がありました節は、お取りかえします。

ISBN978-4-413-23125-1 C0077

© Toko Igarashi 2019 Printed in Japan

本書の内容の一部あるいは全部を無断で複写(コピー)することは著作権法上認められている場合を除き、禁じられています。

その子《ペット》はあなたに出会うためにやってきた。
愛犬や愛猫がいちばん伝えたかったこと
大河内りこ

ゼロから〝イチ〟を生み出せる！
がんばらない働き方
グーグルで学んだ〝10x〟を手にする術
ピョートル・フェリクス・グジバチ

相続専門税理士のデータ分析でわかった！
開業医の「やってはいけない」相続
税理士法人レガシィ

なぜか9割の女性が知らない婚活のオキテ
植草美幸

世界でいちばん幸せな人の小さな習慣
ありのままの自分を取り戻すトラウマ・セラピー
リズ山崎

青春出版社の四六判シリーズ

ホスピスナースが胸を熱くしたいのちの物語
忘れられない、人生の素敵なしまい方
ラプレツィオーサ伸子

「老けない身体」を一瞬で手に入れる本
何歳から始めても「広背筋」で全身がよみがえる！
中嶋輝彦

たちまち、「良縁」で結ばれる「悪縁」の切り方
幸せな人間関係を叶える「光の法則」
佳川奈未

元ＪＡＸＡ研究員も驚いた！
ヤバい「宇宙図鑑」
谷岡憲隆

やっぱり外資系！がいい人の必勝転職ＡtoＺ
鈴木美加子

お願い　ページわりの関係からここでは一部の既刊本しか掲載してありません。
折り込みの出版案内もご参考にご覧ください。